住手，放過那些牙齒！

この歯医者がヤバい

黑心牙醫

不告訴你的診療真相

資深牙醫良心告白

戳破以賺錢為重的行銷話術
與醫療道德亂象！

作者—斎藤正人　譯者—蔡麗蓉

目錄 CONTENTS

第2章

牙醫素質良莠不齊——43

第3章

程度不足也能唸牙醫學院——63

第4章 植牙治療的黑暗面——87

第5章

堅持不拔牙治療——141

二十道是非題　測試你的牙齒IQ

（答案將公布在二一九頁）

□ ❶人類的恆齒最多二十八顆。

□ ❷齒列中重要的犬齒是從中間數過來第四顆牙。

□ ❸齒列不整齊會容易罹患蛀牙以及牙周病。

□ ❹齒垢（牙菌斑）會導致口臭。

□ ❺失去牙齒就跟抽掉神經一樣。

□ ❻不理會牙周病就會掉牙。

□ ❼牙周病靠刷牙就能預防。

□ ❽蛀牙與牙周病為牙齒二大疾患。

□ ❾下顎臼齒最容易被拔掉，所以最重要的就是仔細刷牙。

□ ❿蛀牙與牙周病都是齒垢中的細菌造成的，細菌的種類也一樣。

□ ⓫每天正確刷牙十五～三十分鐘，就能有效預防蛀牙。

□ ⓬牙齒或牙齦不健康，有時會引起全身性的疾病。

□ ⓭想要預防幼兒蛀牙，規律的飲食習慣比刷牙更重要。

□ ⓮蛀牙以及牙周病與遺傳無關。

□ ⓯咬合不佳有時會引起頭痛。

□ ⓰日常生活中完全不攝取砂糖，罹患蛀牙的比率就會驟減。

□ ⓱牙周病與齒槽膿漏是兩種疾病。

□ ⓲造成蛀牙的關鍵點在於砂糖分量，而非砂糖吃進口中的時間。

□ ⓳想要維持牙齒健康，刷牙時須著重牙齒與牙齦之間的部分。

□ ⓴想要去除牙垢，只要使用大量牙膏刷牙即可。

前言

黑心診療橫行的牙醫業界現況

我曾是不良少年，但絕非不良牙醫。

對於牙齒的保存技術，我的熱情與自信不輸任何人。

我絕對不會像拔除庭院雜草一般，輕言說出「這顆牙只能拔掉」這種話，更不會嚇唬八十歲的老婆婆，告訴她「這顆牙不拔掉，總有一天會從骨肉瘤變成癌症」。

縱使我今年已經是個年過花甲的老頭子，但一回到家還是會張開嘴巴打量自己牙齒，思考如何改善才能在咀嚼時更舒適、讓外觀更完美，是個與眾不同的牙醫。

然而，現在我卻百般無奈，每天得肩負起**「牙齒庇護所」**的職責，正確來說，應該是每天忙於幫黑心牙醫擦屁股，處理他們不完善、敷衍了事的醫療結果。每天眼見所及，全是拜金主義下的敷衍治療，雖然厭惡至極，卻也只能暗自嘟囔「這種治療真糟糕」、「為什麼要拔掉這顆牙」。前來我醫院求診的患者們，這些因牙科診療問題、深受黑心治療後遺症所苦的牙科難民，不過冰山一角而已。

在他們的影響下，我那年輕時久違的不良少年「叛逆熱血」開始沸騰，再加上我的個性原本就無法容忍世間的不合理現象，所以早已做好會遭牙科業界群起撻伐的心理準備，寫了這本書。

總之，我將成為一個吃裡扒外的叛徒，說不定還會成為牙醫師公會拒絕往來戶，不過我就是如此乖僻執拗，就算會被拒絕往來，也堅持選擇揭發禁忌。每四人就有一人超過六十五歲的高齡化時代來臨，不想讓一輩子最重要的牙齒被急速增加的庸醫給拔掉，就一定要來探究牙醫的思考邏輯以及牙科業界的現況。

我絕非在賣弄正義感。是站在商業或是醫療的立場，屬於各人自由，但只會說「沒辦法鑽牙治療，所以只好拔牙」這種話的牙醫，實在匪夷所思。**身為一名牙醫的基本理念就是「保留牙齒」**，我不會牽扯到行醫哲學這方面的論點，但至少希望身為牙醫就該對自己有自信，秉持「我是日本第一的牙醫，我是手藝精湛的專家，我要把牙齒保留下來，盡量不拔牙」的想法。

為什麼我會成為牙醫

「不良」這個名詞現在已經沒什麼人在用了，不過我就是個跟不上時代、百分之百的不良。我在都立日比谷高中求學的三年間，幾乎天天缺課，每天不是喝咖啡就是喝酒，一天抽上四十根SHORT PEACE（日本的香煙品牌），時常出入成人電影院與脫衣舞劇場，再加上高二時正好失戀，是個名符其實、遊手好閒的魯蛇少年。只要零用錢一花光，我就會跑到都立日比谷圖書館，斜眼偷看想搭訕的女生，順便沈浸在自己喜愛的文學作品世界裡。

當時社會上正吹起一股七〇年代的安保風潮，所以高一時學校罷工停課，連日比谷高中也有激情反抗的學生參加全共鬥集會，不落人後地揮舞著木棒。不過我對政治無感又是不良少年，慶幸自己這段時間過著自甘墮落的每一天。雖不至於淪落到電影『相見時難別亦難（Days of Wine and Roses）』這般境界，但也相去無幾。在這種局勢下，志在東大的人生勝利組當然還是依舊無視世間風風雨雨，認真勤讀著。

我還記得每天過得如此墮落的高三秋天，父親質問我：「你這樣子，未來究竟想做什麼？」東北出身的父親十分寡言，很少與正值青春期、氣盛如焰的兒子溝通，不過這會兒應該是忍無可忍了。

面對突如其來的問題，我一時緊張得將之前考慮過的想法脫口而出。

「我想當詩人。」「……。」二、三秒的沈默過後，父親怒不可遏，聲如洪雷地說：「混帳！寫詩能當飯吃嗎？你去給我當醫生或是律師！」父親的一句話，打碎了我那天真又不成熟的美夢。其實，父親不但畢業於最高學府赤門醫學部，甚至還是名列教科書的優秀臨床醫師。

後來，我還是做了不順雙親之意的事，硬是說服父母讓我去報考赤門文學部，卻接連兩次名落孫山。「滿意了？還是去給我讀牙醫吧！」一生氣總是不自覺滿口山形腔的父親，在他的命令下，我放棄了成為詩人以及尋常醫生的夢想，面對現實當了一名自尊全失的牙醫。

倘若此時叛逆心能堅持到最後一刻，甚至有志氣離家出走的話，或許我就不會成為一名牙醫。可終究，我只是個光說不練、徒有其名的不良少年罷了。

當心遇上只會拔牙的拜金主義牙醫

這年代到處都是牙醫，二〇一〇年已突破十萬人，東京更高達一萬三千人。

我在如此競爭激烈的東京開業二十三年，牙醫診所位在涉谷的某大樓裡。所幸有兩名資深且個性良善的助理小姐協助，診所雖是規格小巧，卻充滿家庭氛圍。外面的招牌上寫著「不拔牙的牙醫」，拜此招牌所賜，收入在支付房租以及兩名助理薪水後，勉強得以維持一家四口樸實節儉的生活。因此，現在更沒必要沽名釣譽。

不過最近我很震驚，「想辦法保留牙齒盡量不拔牙」的認真牙醫似乎愈來愈少了，因為現在我的診所，彷彿就像間牙齒庇護所。

四年前我開始寫部落格「**不拔牙牙醫的自言自語**」，不知道是否受到部落格影響，遠從北海道、東北、近畿等地前來求診的患者不斷增加。這些患者全被當地牙醫診所拒絕進行棘手的牙齒保存治療，或是接受過不合理的治療，甚至還有因年輕牙醫經驗不足的診治，造成患部惡化而前來急診的案例。每個月也會遇到幾名從鄉下遠道而來的患者。

從患者言談中可發現，許多「怠慢、商業主義、不成熟」的牙醫排斥費時治療，或是明明可以不拔卻不願將牙齒保留下來，甚至不具備牙齒保存技術。競爭少的鄉下牙醫尤其具有這種傾向。患者往往「像逛街一樣走遍數家牙醫診所」之後，才會找上我這裡來。

當我還是名牙科學生時，一直被教導「『**牙醫師以保留、保存牙齒為首要之務**』，即使從醫多年，也莫要忘此初衷。」這句話如同世阿彌（日本室町時代初期的猿樂演員與劇作家）名言，「初心不可忘」。

學生時代我很尊敬一位教授，他的教導至今沒齒難忘，他說：「**拔牙與保存牙齒兩方面都得專精，不過保存牙齒比拔牙困難得多，能將牙齒保存下來才稱得上是偉大名醫。**」因此我十分看不慣動不動就拔牙、不努力保存牙齒的牙醫。

失去牙齒將造成人體各種不良影響。先不論為了美觀切削牙齒，或將健康牙齒拔掉的案例。野生動物一旦失去牙齒，不久便會死亡。這麼重要的牙齒，千萬不能在拜金主義牙醫油腔滑舌誘導下，輕易拔除。**拔掉一顆牙齒將導致連鎖效應失去其他牙齒，所以當牙醫建議拔牙時不要立即下決定，務必請醫師詳細說明理由，並謹慎諮詢**

其他牙醫的意見。

最近常有患者建議我：「以醫生您的技術，不如改採自費方式來收取更多的治療費。」我很開心聽到患者這麼說，但另一方面，我則認為「連我這種曾是不良少年、資質駑鈍的牙醫都被如此推崇的話，牙醫的世界差不多已近末日了。」所以，即使我會遭受同業群起圍攻，我仍相信總有一天「他們會肯定我的作法」，也因這信念才能堅守醫療崗位迄今。

最後，藉本書出版之際，我要向提供莫大協助的幻冬舍編輯部所有同仁，以及長年協助我治療的二位女助理，還有無論年紀多大仍舊凡事愛講道理、默默支持我這個不成熟丈夫的妻子，道聲感謝！

齋藤正人

Chapter

1

我的診所被稱為「牙齒庇護所」

日本牙科醫療所陷入的困境

有些患者遭受到令人不可置信的荒唐治療，例如「牙齒莫明其妙被拔掉」，而且這種患者現在每天都會出現在我的診所。正因為如此，有朋友會稱呼我那小小的診所叫做「牙齒庇護所」。絕大多數的患者，都是看了四年前我所開設的部落格，「不拔牙牙醫的自言自語」才前來求診，也有一些患者是經由牙醫同行介紹，前來接受二次醫療諮詢。

曾有人嚴厲批評「患者像逛街一樣求診數間醫院」的行為，代表患者個性有很大問題。不過我認為這是不了解牙科業界一味追求利益、惡劣診療與日俱增的人，才會口出此言。近年來日本牙科業界素質落後，無計可施之下被逼迫到窮途末路。秉持著醫療從業人員的良心，在技術與時間無法和利益成正比的治療過程中，千方百計一路堅持走來的牙醫，差不多已經到極限了。

演變至此，其實是由幾個原因造成，其中一個就是**落伍且不識現實面的國家牙科醫療政策**。

包括孤獨死、失智症、老老看護、界限村落（意指村落人口過半數超過六十五歲，高齡化影響嚴重，無人可處理社會基本婚、喪、喜、慶的地方），以及高齡化等各種社會問題浮上台面，削減日益月滋醫療費的聲浪此起彼落，相較之下，齒科保險診察費受到的抨擊要比一般醫療費來得大。**牙齒也屬於國民健康的一環，然而牙科醫療費用卻未免被低估太多**。

倘若將一般醫生比喻為元配所生的孩子，那收取低廉醫療費的牙醫便如同側室生的孩子，只能吃冷飯過活。牙醫師總自嘲「為什麼牙醫只是個側室生的孩子」，時至今日依然自暴自棄地猛喝悶酒、怨天尤人。結果想當然爾，有人開始胡謅「智齒總有一天會冒出來，不如先拔再說」的說法亂拔牙齒；不願花時間進行根管治療，敷衍了事；嚇唬對牙齒知識一竅不通的八十歲老婆婆，告訴她裝假牙會得癌症，再誘導其進行植牙。還有明明發現牙周病卻置之不理，等到惡化再拔掉牙齒，然後鼓吹裝假牙；甚至冒險使用不良商人超低價兜售的中國製走私植體等等……案例多不勝數、罄竹難書。我想讓大家明白，以我同樣身為牙醫也看不下去的黑心治療，正在現今牙科業界急劇增加。

只不過，我這個現役牙醫其實也沒有資格冠冕堂皇地指責這些黑心牙醫，因為人心很脆弱，我偶爾也會差點被「不如偷工一下」的甜蜜誘惑給打敗，是個在良心與利益之間左右為難、內心動搖的渺小牙醫，對未來不抱希望的牙科從業人員之一。

老實說，日本的牙醫或許是國家醫療制度下的被害者，但也是自作自受。許多牙醫就像一艘小船的船長，為了尋找金銀島而爭先恐後破海而出，卻遇上狂風巨浪的翻弄，落得只能拼命操舵不讓船隻沈沒的景況，所以沒道理怨恨國家，誰教大家當初只一味的沈浸在美夢當中。

日本牙醫會淪落到如此田地，有下述幾點原因：

一、蛀牙患者減少以及牙科醫療市場縮小。

二、牙醫人數增加造成競爭激烈。

三、牙科保險制度受到低估，不符合牙科醫療現狀。

雖然可歸納出這三點，但最大的原凶還是保險制度。在日本只要加入健康保險，負擔一至三成的治療費用，就能在全國各地接受一致醫療，這點使日本備受全世界推崇。不過很諷刺的是，這種完美的保險制度卻會澆熄牙醫熱忱。（編按：日本的公辦醫療保險制度稱為「國民健康保險」。在日本，如果沒有健康保險，則會需要支付高額的醫療費，因為國民健康保險給付了約七成的診療費，民眾只需支付餘下的三成。當然，在健康保險中沒有被承認的特殊治療與藥物，也必須由自己負擔全額，例如：牙科的特殊治療、分娩等。在診療服務結束後，會由醫療院所根據給付項目計算健保點數向政府機關申請，經過審核後再被換算成醫療費用支付。這與台灣的「全民健康保險」制度異曲同工，而在保險醫療給付項目與支付標準方面，也有類似之處。）

日本牙科保險制度結構並不完善，愈認真治療的牙醫愈賺不到錢，造成有良心的牙醫進退維谷。而且某些治療打從初診便出現赤字，這些案例雖不常見，但會使牙醫無法專心治療。而素質落後的牙醫，更可說是日本牙科保險制度下衍生的產物。這對牙醫與患者而言都是非常不幸的現象，就連我這個前不良少年、輕如鴻毛的小型牙科診所牙醫師，也不禁怒火中生。

牙齒是身體相當重要的一個器官，牙齒咬合問題也會導致疾病。然而與一般醫療相較之下，牙科健保診察費卻設定如此低廉，實屬不幸。厚生勞動省（編按：日本政府負責醫療衛生及社會保障的部門，舉凡國民健康、醫療保險、藥品與食品安全、社會保險與保障、勞動政策、社會救助等等。）的官員或許認為「牙齒出問題不會死人」，才會不放在眼裡吧？

話雖如此，我也不是想幫那些遺忘良心、以賺錢為第一而敷衍治療的黑心牙醫辯護。因為我深信，即使維持一家診所很艱難，還是有許多費盡心力認真治療，不為人知的名醫存在著。

賺錢重於醫療的黑心牙醫

患者為了擺脫牙痛，忍受著令人膽戰心驚的鑽牙聲響，長時間張開嘴巴坐在診療椅上，若能治好一口爛牙，實屬幸運。相較之下，有部分牙醫在看診時，一心只想著如何大賺一筆。說穿了，**牙齒診療其實是一場患者與醫生的戰爭**。

在這戰場上，只有牙醫手握絕對有利的情報與真相；站在為了賺錢可以泯滅良心的醫生面前，患者只是隻無知又無力的羔羊。說得難聽些，張開嘴巴坐在診療椅上的患者，就像砧板上的魚肉，如何料理端看牙醫方寸之間，煎煮烤炸任其而為。

「這顆牙壞了，不如拔掉做植牙吧，處理起來很簡單。」當牙醫出示X光照片向患者說明時，對牙齒一竅不通的患者通常只能選擇相信。因為站在患者的角度，會擔心「若是提出奇怪的問題令醫生不耐煩，不知道會受到怎樣的對待」，下意識便順從了指示。明明自己是付錢的客人，但不論在心理或生理上，醫生卻穩穩佔了上風。

長期以來，許多日本人擁有強烈的醫療信仰，就像個單純的孩童般，對醫療不疑有他，無論是最近掀起話題的癌症治療，亦或是牙齒治療皆是如此。

我的父親曾就讀於東大醫學院，是名專精膀胱癌的優秀泌尿科臨床醫師，我從小便聽聞諸多醫學界與醫療方面的消息。因此，對於醫療我不會姑妄信之，更不會盡信醫生所言。但是醫療代表人類的智慧與良知，所以我仍抱持希望，否則無法走到現在這個地步。醫療是能開心助人的，但可悲的是，現在認真的醫生正急速減少，來到牙科醫院，不幸的患者愈來愈多也是不爭的事實。「認真」的定義有很多種，簡單來說，做什麼就要像什麼，身為牙醫就應該竭盡牙醫所能。

我認為牙醫系只讀六年不夠完整，於是又考進研究所唸了四年的齒根保存學。身為牙醫，我的終身課題就是「如何保留牙齒」，對於牙齒的保存，我有不輸任何人的熱情與自負。

牙齒不同於頭髮以及指甲，拔掉後不會再長出來，就醫學術語而言，屬於不具自我治療能力的組織。做菜時被菜刀割傷手指，傷口最終會癒合，不過牙齒被削磨或拔掉後，便回不去了。正因為如此，我希望大家對於拔掉自己牙齒一事，都應審慎以對。

直至今日，日本有些地方當嬰兒第一次長出乳牙時，仍會將之稱作「初食」，舉行長牙慶祝儀式。人必須吃東西才能生存，而牙齒可將食物咬碎送到胃部，是生存時很重要的器官之一。

事實上這幾年來，牙科業界治療病患時，眼裡只有利益至上，縮短牙齒壽命的拜金牙醫實在太多，所以醫療精神比起一般醫生淡薄的牙醫，就變得備受爭議。雖然心有戚戚焉，**但只要明白算術牙醫比仁術牙醫要來得多，或許就能避免莫名奇妙被拔掉牙齒了。**

在理想和現實中掙扎的年輕牙醫後輩

我的大學學弟S先生（三十二歲），在神奈川縣一間小有名聲的診所擔任牙醫，去年夏天，他辭去工作三年的診所，還差點罹患憂鬱症。現在是名每週兼職四天，每天賺二萬日圓的牙醫，勉強得以溫飽。好在妻子在外商銀行工作，薪水優渥。

任職這三年間，他每天都為了「為什麼沒有幫患者鑽牙」、「為什麼不拔牙」與院長爭執。但他堅守學校教的「牙醫的驕傲就是保留牙齒不輕易拔牙」，也總是如此建議患者。然而在目前矛盾的保險診療制度底下，不鑽牙、不拔牙、不填補，便無法獲得高額診療報酬。想當然爾，院長因此便強迫兩名專職醫師進行可以賺錢的治療行為。比起患者的口腔，院長更重視患者的錢包，對他而言，患者就只是搖錢樹罷了。

而且像S先生這樣的專職醫師是採抽成制，所以壓力更大。**專職醫師的報酬可分為完全抽成制，以及底薪＋抽成制**。抽成制的行情為二十～二十五％，景氣好的時候可高達五十％，但S先生的報酬屬於後者。

對個人技術有信心的人適合採用完全抽成制，所以泡沫經濟時代大多為自費診療時，有人甚至一年可賺進三千萬日圓，二、三年就能存下一筆創業資金。不過S先生比較沒自信又不擅言辭，所以對他而言，底薪＋抽成制算是相當嚴苛。（編按：目前台灣牙醫也有相同現況，全台共有約一萬六千名牙醫師，但市場已趨於飽和，且健保給付大部分如補牙、洗牙等診療項目，必須依賴自費項目才有較高利潤，這也是為什麼牙醫診所多會推出許多自費項目的緣故。再加上無底薪，必須靠抽成才有業績，導致兼差牙醫爆增，月薪卻只有台幣五、六萬元，不如想像中高薪。故本篇中所描述的情況，與台灣雷同，具有一定的參考價值。）

開間牙醫診所肯定能大賺一筆的景況，已屬過去式。現在百分之六的診所經營狀況都是入不敷出，是面臨生死存亡的時刻。

隨著高齡化時代來臨，國民醫療費不斷上揚，牙科醫療費在國家方針嚴格控管下，推估一年只能設定在二兆六千億日圓上下。被視為搖錢樹的蛀牙患者人數以及人口數量不斷減少，牙科診療報酬制度卻依舊按照日本貧困時代的基準來給付，造成牙醫單靠保險診療給付實在難以維生。因此近幾年來，不惜任何代價想盡辦法提高業績，奉行拜金主義的牙醫與日俱增。

市場規模明明縮小了，但牙醫人數卻增加了，供過於求，結果由患者全額負擔的自費診療項目便反客為主。藉由一顆數十萬日圓的植牙治療、健康保險的架空、虛報等黑心報價來維持診所營運，已是不爭的事實。其中甚至出現**惡質牙醫**，**會將無須鑽牙即可治療的輕微蛀牙，硬是鑽磨後填補，然後再次鑽磨後抽掉神經，最後拔掉牙齒並裝設假牙**，如此胡亂處理一點問題也沒有的牙齒，藉機讓患者長時間往來醫院以謀取暴利。

身為醫療從業人員但責任感卻低於一般醫師的牙醫，天真以為「牙齒出問題不會死人」，而以追求金錢的敏銳度取代了道德良心。現在，聽到「這顆牙要拔」後抱持懷疑目光的患者變多了，這個情況令我有點憂心。

技術愈好的牙醫愈賺不了錢

值得慶幸的是，淪落敷衍治療以及自費診療的牙醫雖然有增無減，但還是有少數頑固醫師謹守傳統治療，儼如牙科版的「紅鬍子」。意指秉持「牙科治療以不拔牙為基礎」的信念，不將牙科治療只視為賺錢工具的牙醫。

一九六五年上映的東寶電影『紅鬍子』，為日本知名電影導演黑澤明最後一部黑白電影。描述江戶時代末期，由三船敏郎飾演的小石川養生所醫師新出去定，為江戶的貧民竭盡全力付出，以及在他薰陶下成長，後來回到長崎懸壺濟世的青年醫師保元登（加山雄三飾演）等，各個主角的故事。

原著為山本周五郎的《紅鬍子診療譚》，耗費三年時間拍攝而成的電影大獲好評，更令黑澤人文主義達到巔峰。據說許多青年看過此片後，紛紛立志成為醫師。詮釋「紅鬍子」新出去定一角時，即使是黑白電影，三船敏郎仍將留長的鬍子用藥劑染成了紅色。日後，「紅鬍子」便成為良心醫師的代名詞。電影尾聲，就在保元登克服萬難，決定不計較名聲與金錢，一輩子待在這間養生所為貧民付出的片段中落幕了。

這部電影最精采的部分，在於黑澤導演除了將紅鬍子描寫成善良好人之外，還將他詮釋成一個會從幕府高官身上不法搜刮治療費，拿來捐助給暗巷長屋的居民，並且擊倒流氓無賴，充滿人情味的人物。

可惜，現在的「紅鬍子」牙醫寥寥可數，「黑心牙醫佔了八成，紅鬍子牙醫只剩二成」成為不爭的事實。而且現在的紅鬍子牙醫普遍很窮，賺不了錢。因為在現行不合理的牙科保險制度下，相較於拔牙、鑽牙、填補治療，將牙齒保存下來的不拔牙治療方式所得的保險點數較低，所以認真治療的紅鬍子自然窮困。

如此不禁讓人覺得，厚生勞動省根本是擺明宣告「盡量拔牙提高患者人數，這樣就能賺錢」，但另一方面又推動「八〇二〇」活動，提倡「八十歲要保留二十顆以上的牙齒」，實在兩相矛盾。

技術不佳的牙醫是幸福的，因為縱使想敷衍治療也不具備偷工技巧，所以無須在良心與效率間左右為難。而那些有技術卻偷工誘導高額治療的牙醫，或許本來就不適合身在清流之中吧？

像我這般十六、七歲沈迷煙酒不去上學，瘋看日活（日活株式會社，由一九一二年創立的日本活動寫真株式會社而來，為今日日本五大電影公司之一）的成人電影，緊追脫衣舞孃一條小百合，忤逆父母的前不良少年，並不是個有資格指責他人的聖人君子。年輕時，我也曾因為趕時間而進行過不完善的治療，也十分清楚生活在這世上無法獨善其身的道理。人類是脆弱的，這點我也心知肚明。

正因如此我不禁想說，那就混個八成清、二成濁吧！

「老師教導過我身為醫生該盡的本分，所以我要貫徹始終。」加山雄三所飾演的青年醫師保元登，在『紅鬍子』最後一幕說完這句話後，便跟隨紅鬍子的腳步，往養生所的大門走了進去。

敷衍了事與過度醫療

一提到大絕招，應該都會聯想到大相撲（日本職業相撲運動），許多力士都有自己的大絕招，當低階的平幕力士靠大絕招精采戰勝橫綱贏得金星，看台上觀眾的坐墊就會在歡聲雷動中從天而降。

不過可悲的是，日本牙醫的大絕招竟是「敷衍了事與過度醫療」。翻閱日文國語辭典《廣辭苑》查詢「敷衍了事」與「過度」的意思，可得知所謂的「敷衍了事」就是省略必須進行的步驟、手續；「過度」則是超出必要或適當的數量、程度，過多的意思。兩者意思完全相反，但能幹的日本牙醫卻能一人善用這兩項手法，當作自己的大絕招。**省略時間與步驟，不做該做的治療，另一方面又利用患者的無知，強迫推銷高額且不必要的治療**。

其中尤以回避花費時間與精神的齒內治療佔最多數，不認真治療齒髓神經，只敷衍的處理六十％，最後填補上樹脂作為粗糙治療的結尾，如此幾年過後當然又會再度惡化。也有的是完全不想進行齒內治療，直接主動回絕：「蛀牙再繼續惡化下去，牙齒就難保了！我這裡沒辦法處理，如果一定要處理的話，就得自費二十萬日圓。」尚有一點良心的醫生，雖然會用健保將牙齒保存下來，但還是會不動聲色使用保險不給付的材料，抬高患者自費負擔的費用。

有些黑心醫生聽到愛美的小姐說：「未來我想成為模特兒，請幫我將那一顆突出來的門牙與其他牙齒對齊。」除了將門牙全部切削修整外，「我幫你特別服務，將牙齒全部對齊順便美白囉！」還進行了患者未要求的過度治療，刻意為之、明目張膽的收取高額治療費。

還有更惡劣的，就是將「敷衍了事與過度治療」合二為一的終極手段，也就是植牙。例如將輕度牙周病無須拔除的牙齒拔掉，或是明明進行齒內治療就能保留的牙齒，竟恐嚇患者不拔牙會得癌症，再誘導其接受一顆幾十萬日圓的植牙治療。

隨便舉幾個例子都是如此惡質的治療行為，接下來再介紹幾個常見的具體案例，這些都是質疑上一位牙醫的治療，而前來我診所求診的患者故事，一定可以讓大家看清黑心牙醫治療的真相。

牙齒的構造

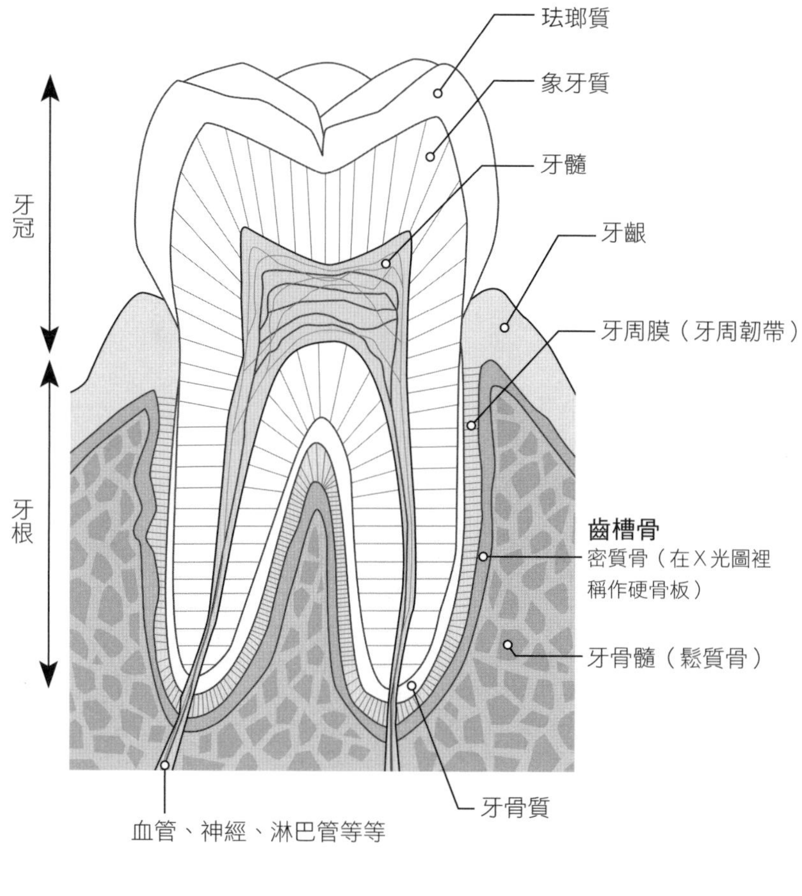
琺瑯質
象牙質
牙髓
牙齦
牙周膜（牙周韌帶）
齒槽骨
密質骨（在X光圖裡
稱作硬骨板）
牙骨髓（鬆質骨）
牙骨質
血管、神經、淋巴管等等
牙冠
牙根

牙齒庇護所案例

牙齒只是有裂痕，就差點被拔掉

前陣子，有位瀏覽過我部落格的女性上班族來到診所。據她表示，原以為頭痛是由於咬合不佳的關係，所以前往位於公司附近某棟氣派大樓裡，感覺還不錯的診所求診。

一位個性溫和且待人親切的四十多歲男醫生，滿臉愁容語帶擔憂地向她說明：「依據X光照片來看，小臼齒破損（牙齒出現裂痕）是造成頭痛的原因，所以要拔掉，治療後裝上假牙就不會再頭痛了。」

我十分震驚。「怎麼會，為什麼？頭痛並不是牙齒破損造成的呀！而且居然因為這麼小的裂痕，就要將牙齒當中最重要的小臼齒拔掉，這位醫生的醫術不僅不夠成熟，還很差勁呢！」

人類的牙齒是對稱的，前面有二顆門牙與一顆犬齒，後面則有二顆小臼齒以及二顆大臼齒，共有七顆牙齒。這些牙齒左右對稱，上下排牙齒分別有十四顆，所以總共二十八顆。就是因為只有人類擁有小臼齒，才能使身為雜食動物的我們可以磨碎蔬菜與纖維質食物大快朵頤。而且少了小臼齒，下巴便無法順利上下活動。究竟為什麼這位醫生會因為些微破損，便拔掉小臼齒呢？這裡也潛藏著日本保險診療制度的問題。

牙科進行治療時，比起只治療牙齒內部（齒內），拔牙可獲取較高的保險點數，而拔掉舉足輕重的臼齒，更可獲得高達二百六十點的點數。再加上治療齒內須花費時間與精神，比拔牙還划不來，所以牙醫當然鼓吹拔牙。

我調侃這種作法為「**牙醫的無恥（無齒）治療**」。

結果，我為小臼齒進行齒內治療和修補破損，並告訴患者：「我認為頭痛是因為眼睛使用過度或是肩膀痠痛引起的，所以可至內科求診開止痛藥，再觀察一下作息狀況。為了以防萬一，一個月後請來回診，還有，咬牙切齒也會導致頭痛。」

倘若她直接相信那位牙醫所言，現在恐怕已經成為「俎上之肉」了。

順便告訴大家，小臼齒最容易出現裂痕，治療也最為困難。這位牙醫就是因為知道治療很費事，所以才會誘導患者將牙齒拔掉。像這樣看似優秀的牙醫當中，故意製造牙齒出現問題的醫生並不罕見，所以最好打破迷思，妥善判斷。

牙齒庇護所案例

「是牙周病，拔牙吧！」

還有更惡劣的案例。

去年有二位女士，看過我的部落格後遠從北海道來求診。她們所接受的治療令人不由得驚呼「真的假的？」，實屬難以置信的詐欺診療。當然，她們都是在偶然的情形下分別來到診所。患者為四十幾歲以及五十幾歲的女士，居住在札幌與札幌郊外，症狀與控訟內容雷同。

一位女士在大約三年前，每三個月定期前往診所洗牙，另一位則是在二年前開始往來診所。經衛生士洗牙後，最後再由醫生診察牙齒，接著醫生總會重複這樣一句話：「那就三個月後再來回診吧！」而且每次都會拍攝X光照片。可是不久後，二人的上顎小臼齒開始搖晃，告知醫生後，醫生這樣告訴她們：「已經牙周病末期了，大概只能撐三個月，如果可以的話就連前面的牙齒也拔掉比較好！」二人雖然都有幾顆牙齒接受過治療，不過連一顆假牙都沒有，牙齒還算健康。

恆齒的名稱

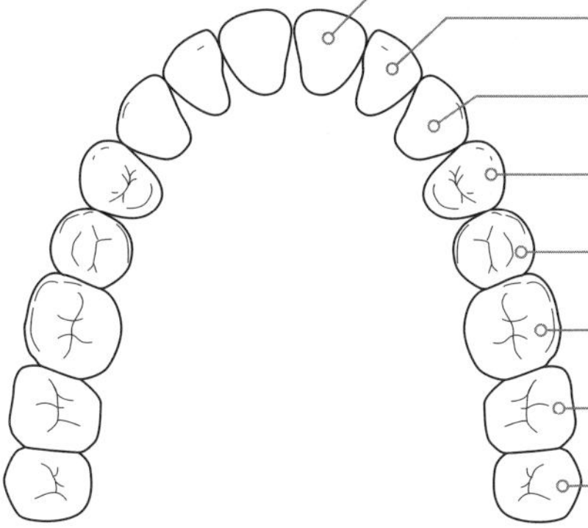

恆齒的生長時間表（月齡）

牙齒種類		男		女	
		平均	最大　最小	平均	最大　最小
上顎	中切齒	89	117～63	86	110～65
	側切齒	103	138～82	97	128～74
	犬齒	131	147～106	122	160～85
	第一小臼齒	113	143～78	112	151～75
	第二小臼齒	120	150～84	125	194～82
	第一大臼齒	80	112～61	76	150～57
	第二大臼齒	143	161～119	144	200～112
	第三大臼齒	239	264～204	252	276～180
下顎	中切齒	78	95～58	74	96～58
	側切齒	87	110～66	84	131～66
	犬齒	118	140～92	109	141～64
	第一小臼齒	118	150～81	113	173～64
	第二小臼齒	124	152～93	122	167～68
	第一大臼齒	76	107～56	72	136～54
	第二大臼齒	135	152～108	133	194～110
	第三大臼齒	236	264～192	252	288～180

資料出處：藤田恒太郎《牙齒的故事》（岩波新書，1965）

我驚訝到整個人都傻了。三年來，醫生每三個月看診一次，還拍攝X光片，見到牙齒有搖晃情形甚至變嚴重了竟然都不處理，最後甚至告知患者「因為是牙周病末期所以必須拔掉牙齒」，真教人難以置信。這樣定期檢查究竟為了什麼呢？

由於二人皆有定期確實就診，因此這分明是詐欺診療行為。同一顆牙齒一直搖晃卻檢查不出來，實在不合理。患者牙齒在仔細照顧下，完全不可能單純因牙周病便出現如此嚴重搖晃的情形。三年後，身為牙醫怎麼還能做出「因為已是牙周病末期所以須要拔掉」的診斷？

這種案例實屬偶然，二人就診的牙科診所也各不相同。老實說，治療並不困難，因為二人都只是牙齒破損，並非罹患牙周病。像這種時候，最好的方式就是透過X光照片診察。由於是同一顆牙齒出現搖晃，所以只要透過診察當下的X光照片並調閱病歷，就能了解開始出現搖晃的時間點。

依照二人的情形來看，單純只是牙齒破損並非牙周病，所以每三個月保健時，經過治療應該即可改善，然而牙醫卻置之不理，不去治療小臼齒的破損，實在過分。牙齒破損了三個月，再放任這種情形長達半年，搖晃程度當然會惡化。如果不是故意置之不理，而是沒發現牙齒搖晃的話，代表能力不足。患者不像牙醫專業，若無法在他們發現之前找出這個問題的話，便不夠資格稱為牙齒專家。

明明發現問題卻放任不管，一心算計著「到時再歸究牙周病，誘導患者拔牙來收取高額保險治療費」，這種醫生難怪會遭到質疑，稱他們為典型的黑心牙醫一點也不為過。

雖然由衷感激她們千里迢迢來到本診所，不過遠從北海道來求診實在舟車勞頓，所以初診過後，我便用掛號寄介紹信給二人，轉診至札幌值得信任的K牙科診所，K牙醫是我交情很久的朋友。後來，順利將小臼齒的破損治療完畢後，我收到她們二位與K醫師的感謝信。過去也曾經有患者從國外來我診所接受二次醫療諮詢，最近則是受到四年前開設的部落格影響，從甲信越、近畿、東北等地不遠千里而來的患者愈來愈多，著實令人惶恐。

倘若你因為牙周病而被牙醫建議拔牙時，首先一定要懷疑，「說不定牙周病只是拔牙的藉口」。

調查顯示，三十～四十歲有八十％的人罹患牙周病，六十～七十歲則高達九十％

（以往多為蛀牙），一旦感染牙周病菌，支撐牙齒的齒槽骨就會受到破壞。初期牙齦會腫脹出血，在毫無疼痛下持續惡化，最後牙齒周圍組織，包含牙周膜、齒槽骨將遭受侵蝕與破壞，導致牙齒開始鬆動。

因此許多牙醫便拿牙周病作為拔牙藉口，告訴患者「這顆牙已經沒救了，因為有牙周病所以沒辦法留下」。當被告知罹患牙周病並建議拔牙時，千萬要小心謹慎，絕對不能立即答覆，必須請醫生說明理由，另外再請其他牙醫診察。因為還是會有許多技術高超又有良心的牙醫，可以很專業地將宣告只能拔掉的牙齒保留下來。

想要遇到優秀牙醫就千萬要堅持下去。有良心的好醫生不會大肆宣傳，只會理所當然克盡己職為患者看診。一定要找到有心為患者著想，不會如拔雜草般隨便就拔牙的牙醫。

Chapter

2

牙醫素質良莠不齊

無論今昔，牙醫都是先拔牙再說

一九五〇～一九八〇年代的牙醫前程似錦，女大學生盼望的結婚對象，第一名就是牙醫，收入高於一般醫生，年收二千萬日圓跑不掉。不用輪晚班，與其他科的醫生相較之下沒有太多社會責任，也不曾因醫療事故遭起訴，所以牙醫是「另一半最理想的職業」第一名，牙科學生也特別受到女學生歡迎。

正因如此，以牙醫系為志願的人如雨後春筍，國家政策也順應潮流，在各地廣設齒科大學。撐起這段牙醫黃金時代的，就是戰後日本人層出不窮的蛀牙。

中高年讀者應該記憶深刻，九〇年代以前，小學會舉行牙齒健檢（現在形式已有改變）。因為當時非常多人滿嘴蛀牙，可說是日本人人蛀牙的時代，然而牙醫人數卻少得可憐，因此牙科醫院總是大排長龍，等上一個小時乃家常便飯。

一九五八年全民保險制度上路後，患者出現些微牙痛也會急忙到牙科醫院求診，鼎盛時期，每位醫生每天甚至得看診六十～八十名患者，十分驚人。結果忙到無法好好吃頓午餐的牙醫，治療時當然就會偷工減料。尤以一九四五～一九七四年左右的牙醫更是為所欲為，就算一點小蛀牙也只會進行唯一的治療方式，不是鑽掉牙齒補起來，就是將牙齒拔掉。

這是供需的問題，因為患者在候診室人滿為患，所以沒時間進行繁複治療將牙齒保存下來。再者，**當時也不具備現代這樣高超的保存技術，所以大部分的牙醫只會鑽牙或拔牙**。那時牙周病還稱作齒槽膿漏，患者人數不像蛀牙這麼多。因此以治療蛀牙為主流，牙醫只要鑽牙或拔牙，就能賺進作夢也想不到的大把鈔票。

「當天診療結束後，放在櫃台底下的蜜柑紙箱裡成疊鈔票多到快滿出來，總是隨便抓幾把出來數，而且不用開立收據，這點最叫人竊喜！」

這是一位在都內繼承父親診所的牙醫，從年邁父親那裡聽來的故事。

戰後的日本人人蛀牙，但卻是牙醫稀有的年代，東京銀座滿是留連忘返的暴發戶牙醫，就連年紀輕輕的牙醫，也可以大喝當時貴得嚇人的洋酒。左擁右抱一、二個情婦更是司空見慣。將厚實皮夾塞進西裝口袋，撒著成疊鈔票夜夜笙歌，那個年代的牙醫生活真是醉生夢死。

這段有趣的描述，完全表現出戰後醫學界與牙醫學界的荒唐模樣。

戰敗後在美國占領下，前來調查日本醫療與牙科醫療現況的美國專家便提道：

「日本的醫生在賣藥，牙醫在賣金。」

醫生靠藥品差價（健康保險所支付的藥費與實際進價之間的差價）獲利，餵一堆藥給患者吃，藉此謀利乃眾所皆知之事。另一方面，牙醫則推薦有錢人裝設高貴的黃金製假牙，建議貧窮人裝設銀製假牙，大撈特撈。據說這種黃金製假牙，在美國調查團隊眼中實屬怪異。金光閃閃的門牙被批評沒有品味，也令人質疑日本人的知識程度與內涵。現在假牙以塑膠、陶瓷、人造鑽石等材質為主流，很難得看到金牙，不過在當時卻是不足為奇的景況。

時至今日，業界本質卻一如往昔，醫生同樣靠著開立大量藥物賺錢，牙醫則以推銷鈦金屬假牙取代黃金製假牙。順便解釋一下，人工植牙就是鈦金屬（Titanium）製作而成的。（也有些是鈦合金（CPTI）製作）

以藥物為例，日本人口不超過全世界人口的百分之二，卻使用了全世界百分之二十五的抗癌劑，異常至極，甚至有的醫生還會開立數種藥物治療輕微感冒。

接下來要說的有些文不對題，不過餵一堆藥給患者吃這種作法與黑心牙醫相同。

我想稍微爆料一些精神科醫師的內幕，認為這與牙齒無關的人，不妨跳過這段。

過去我曾是一名專職醫師，因為過於忙碌導致輕度精神疾病，向精神科醫生求診時，才發現他們的診斷既主觀又敷衍，令我滿腹質疑。第一家精神科診所開給我五種藥，我認為吃下這些藥會用藥過量，便扔掉了。

現在依舊有許多精神科醫師，即便患者只是類似我這樣的輕度精神疾病，仍要求他們服用數種藥物，養成患者藥物成癮症狀，再要求長期回診，不斷圖利。令人驚訝的是，有些醫院甚至大量投與「一天八種共十六顆」的藥物。難道他們不了解，目前全世界皆以一種藥物給藥一顆為基本原則嗎？

一九九九年起，行政單位與製藥公司聯手，展開了「憂鬱是心理感冒了」、「爸爸你睡得著嗎？」此類的警覺活動，創造出大量憂鬱患者。

佔憂鬱症絕大多數的情緒障礙患者，在一九九九年約為四十四萬人，到了二〇〇八年竟突破一百萬人。抗憂鬱藥物銷售量激增，從一九九八年的一百三十七億日圓衝到二〇〇六年的八百七十五億日圓。

最近不斷出現的「新型憂鬱症」、「現代型憂鬱症」，正是製藥公司為了增加患者，靠藥物營利，藉由宣傳活動開創出來的新概念，這點大家知曉嗎？

二〇一一年，ＮＨＫ的『今日特寫』節目將「現代型憂鬱症不斷增加」視為社會現象進行探討，卻未提及製藥公司的宣傳活動，這點令我十分驚訝。

再加上最近「精神障礙性疼痛」這種障礙症被提出，透過電視廣告大肆宣傳，例如「特效藥出現了，請立即向醫生諮詢」等等，神不知鬼不覺地誘導民眾至精神科求診。再這樣下去，不久的將來，日本人鐵定全會被視為憂鬱症或精神障礙患者吧？

牙醫的程度差距愈來愈大

世間盛衰榮枯，盛者必衰。如同受源氏趕盡殺絕的平家一樣，曾經沉溺美好世界的牙醫，現正處於大冰河期，幾乎所有的牙醫無不面臨生死存亡之際。正如電影『夜逃屋本舖』翻版，現在牙醫半夜落跑也不足為奇了。

當時非進口高級房車、遊艇不開，在夏威夷一定擁有豪華公寓的牙科業界光環不再，月收下探五十萬日圓的牙醫比比皆是。依據幾年前的調查，每五名牙科醫師，就有一人年收入不到三百萬日圓，相較一般醫師的平均年收入約為一千五百萬日圓，兩者差距一目瞭然。

牙科業界也進化到勝犬組與敗犬組的兩極世界。當然，寥寥可數的勝犬組當中，有年收入超過四、五千萬日圓的超級名醫，擁有二、三輛高級車輪流開，出國打高爾夫；反觀敗犬組，午餐是超商便當，週末假日不工作便養不起一家人，就是想工作也不見得有患者上門。

除了因為少子化的關係，再加上拿大把鈔票來給牙醫的蛀牙患者幾乎消失，眾多牙醫診所為了求生存，開始爭奪少數患者。

以私立大學的學生為例，成為牙醫後獨立開業的費用，隨隨便便都要一億日圓。其中包含三千萬日圓的學費（另外還得捐助高額贊助金）、四千萬日圓的創業資金、開業後的設備更新與人事費、重新裝修，三千萬日圓的宣傳費等等。每月還需要數萬至數十萬日圓償還上述借款，現在牙醫已不再是投資鉅款，就能輕鬆賺大錢的眼紅行業，正確的說，已屬夕陽產業。順帶一提，受到十年前人口減少的影響，青森縣一年之內便出現三名牙醫破產、半夜落跑、自殺的案例。

不過在這種夕陽產業當中，仍舊存在著前文所述的勝犬組，也就是關注生意更甚於治療，善於動腦筋的商人牙醫。

像他們這種商人牙醫有二種類型，一種為醫療法人經營者，其經營的數家醫院一年業績上看一億日圓；一種為開業醫師，東京地區的話通常將診所設在一流企業董事與職員蜂聚的銀座、東京車站周邊與一級鬧區，或是大量富裕人士居住的田園調布與成城等高級住宅區。當然，他們以賺得到錢的自費治療，例如植牙、美白、矯正、咬合等作為賣點，顧客多為知名人士或藝人這類不吝花費金錢的人士。

收入落差除了在開業醫師身上看得到，也會出現在專職醫師身上。正職的專職醫師平均年收入約為七百五十萬日圓，其中包含了年收入三百萬日圓～二千萬日圓的範圍，差距甚大。而專職醫師當中，也有在數家診所兼差的兼職醫師。他們在差距甚大的收入落差當中，年收入不超過三百萬日圓，前途無亮地生活著，據說其中更有一群人離開日本，到日本人在中國或中近東國家所經營的診所工作。

以前曾出版過名為《無家可歸的作家》以及《無家可歸的中學生》這類書籍，說不定，過陣子就會推出《無家可歸的牙醫》這本書了。儘管如此，類似土地、上億豪宅、股票、高級珠寶飾品等廣告郵件還是會寄到診所來，我想這社會應該還是認為牙醫都是有錢人吧？

牙醫與便利超商一樣滿街都是

過去日本在高度成長期，有句話可以很貼切地詮譯那個年代：「在東京新宿隨便丟顆石頭，都會砸到設計師與攝影師。」

但是時光飛逝，現代則演變成「隨便丟顆石頭就會砸中牙醫與便利超商」。少子化趨勢愈演愈烈，相反地，牙醫與便利超商卻不斷增加，便利超商已達五萬家，牙醫人數在二〇一〇年則破突十萬人，牙科醫院更高達六萬八千家，這都是由於近幾年來牙醫素質落後，以及敗金主義第一的牙醫愈來愈多的緣故。

光靠保險診療可獲得充足收入的適當牙醫數量，為每十萬人口搭配五十名牙醫，然而現在卻高達八十名，物競天擇下，被淘汰的牙醫平均每天就讓五家診所關門大吉。同時卻又有五家新診所開業，祈盼著一場賺錢美夢。

牙醫過剩是全國性的問題，尤以東京佔最多數。適當的牙醫數量明明為五十人，卻有近一百二十人競爭，明顯過剩，而且全國上下沒有任何一個地區的牙醫數量符合適當比例。

我在東京涉谷區開業二十三年來，方圓一公里內就有超過十家的牙醫激烈競爭，搶客搶得很兇，牙醫招牌更是滿街都是。市場規模不變但同業卻有增無減，爭食一塊大餅的結果，就是經營虧損撐不下去的診所愈來愈多，除了一部分的名醫之外，其餘多數牙醫現在都是一邊長吁短嘆一邊為患者看診。

不過在這泡沫經濟時代，開勞斯萊斯接送患者的東京六本木牙科醫院卻蔚為話題。診所不僅有美女接待員和顏悅色親自迎接，候診期間會恭敬有禮地端上咖啡，地板鋪著豪華紅地毯。據說暴發戶牙醫還會在高級俱樂部裡，用萬圓紙鈔折成紙飛機玩樂，送給撿到的公關小姐。

我有個朋友K牙醫，長期在東京市內看診，每天都會上網。他在商業區開業，不過近四、五年來患者急速減少。他也提供自費診療的植牙治療，每個月有一、二名植牙患者就算很好了。所以當他遇到初診患者上門時，就會利用網路上的地圖資訊網站「谷歌（google）地圖」，透過患者住家地址搜尋空照圖，從地點、住家外觀推估患者的年收入。如果發現是小公寓就很失望，若為獨棟獨戶則轉為態度積極，因為向這種患者提議高額的自費診療，說不定會欣然答應。

在這樣殘酷的生存競爭下，明明醫療技術不成熟，但為了提升業績還是會嘗試植牙，或是排斥費事的保存治療，誘導患者接受保險點數較高的拔牙。這類的黑心牙醫不斷激增，正是日本牙科業界可悲的現實面。

《夜逃屋本舖》的真人牙醫版

當我還在牙科大學就讀時，有個同學在第一學年下學期刺青了。有些人害怕不敢接近他，不過我和他卻很合得來，還會一起喝酒，結黨到危險場所遊玩。大概是狐群狗黨、臭味相同吧？他在牙科大學裡算是十分優秀，又有男子氣概，畢業後成為一名醫術精湛的開業醫生，患者紛紛慕名而來，現今仍是我很珍惜的好朋友之一。

以下就是他從M那裡聽來的消息。

「這是聽一個齒科技工士（牙體技術人員）說的，他可是無所不知。據說近來半夜跑路的牙醫愈來愈多了，他們都是因為股票或FX（一種靠匯兌價差獲利的外匯投資）賠了一大筆錢。」

「真的假的？我看這個業界差不多要開始走下坡了。」

我也聽說過半夜落跑的傳聞，不過之前通常半信半疑聽聽罷了。但是從他口中親耳聽到後，也確認業界終於開始每況愈下了。現在牙科業界屬於飽和狀態，除了一部分會做生意的牙醫外，其他任何一家診所無不慘澹經營，我也無法置身事外。

六年前，就有牙醫因為雷曼兄弟破產的股價暴跌事件中，賠了幾千萬日圓而半夜落跑，但在那之後便很少聽說這類消息，所以知道後相當震驚。

會半夜落跑的牙醫，大多是開業在競爭激烈的東京與東京近郊，某天突然人間蒸發，承接陶瓷假牙工作的齒科技工士與牙科材料批發商的業務打電話過去，發覺完全沒人回應，急忙趕去才知道診所早已人去樓空。診療設備、X光機器、CT（電腦斷層攝影），甚至連更換衣物用的置物櫃，一件不留全部清空。設備、備品全數賣給回收業者，人就跑掉了。房租、銀行貸款、藥費、齒科技工士等費用全部倒帳，半夜落跑，當然住家也是空空如也。有時會將高價物品處理掉，有時會留下來，留下來的大概是來不及賣掉，便匆忙逃走了。

人心難測，在好地點開設診所，聘顧好幾名美女接待員以及牙科助理，放置高達一千萬日圓CT的氣派診所，也安全不到哪裡去。像他們這些半夜落跑的牙醫，絕大多數都是因為本業難做，想靠旁門左道謀利，才將觸手伸向股票、FX，甚至賽馬，結果投資失敗造成債台高築的局面。一般來說，他們半夜落跑、人間蒸發後便下落不明了。曾有傳聞說他們在鄉鎮隱姓埋名從事兼職牙醫，或是偷偷在黑道旗下企業的牙科醫院工作。這些人在大起大落後，肯定會將「沒錢等同沒命」這句話銘記在心，日日咬緊牙關過日子吧？

還有更驚人的故事。曾有牙醫涉嫌使用毒品遭警察逮捕，或是吸食毒品導致無法工作而停業。

牙醫依法可在顳顎關節症或亞健康患者身上，使用抗憂鬱藥或睡眠輔助劑等藥物，診所會隨時備用。事實上，因工作疲勞、男女關係、家庭關係、經營煩惱、股票或ＦＸ失利所造成的壓力，而不自覺依賴藥物的牙醫與牙醫助理多如牛毛，屬於常被忽略的準毒蟲，畢竟，睡眠輔助劑或抗憂鬱藥就擺在隨手可得之處。雖然不清楚實際人數，但聽聞許多年輕牙醫除了睡眠輔助劑或抗憂鬱藥之外，因為不敵誘惑，在輕忽嚴重性下嘗試毒品。一旦染毒便會深陷泥沼逐漸成癮，最後根本無力工作。於是，終究淪落到向藥頭購買毒品，員工也紛紛離職，患者更不再上門，等到被警察逮捕，便只能立即停業。

「聽說朴（假名）又被抓了，這次恐怕要在牢裡蹲很久。」這個消息是我在去年酷暑的夏天，從那位刺青牙醫口中聽到的。

這位姓朴的在日韓裔牙醫，在業界是臭名昭彰的毒蟲，眾所皆知。幾年前曾經一度被逮，後來判處緩刑，可是他竟然在緩刑期間二次吸毒，遭逮捕入監服刑一年半，出獄後再度重操牙醫舊業。

「犯罪者或外國人可以當牙醫嗎？」或許有些人會感到不可思議。一般醫生或牙醫，除非涉及殺人與一級毒品（嗎啡、海洛因、鴉片等由罌粟籽精製提煉出來的毒品）等犯罪行為外，醫師或牙醫執照都不會被吊銷。外國人同樣只要通過國家考試，即能開業。

因此姓朴的牙醫出獄後，又繼續經營牙科醫院。

總之，牙科業界已經開始蒙上污穢的陰影。

黑道與中國投資者插足的牙科業界

目前受到暴力團對策法（編按：日本政府在一九九二年實施，針對某些指定的暴力集團加強管制及監控作業。）窮追猛打的黑幫，已將魔爪伸入牙科業界當中。表面偽裝成一般醫療法人，骨子裡卻是不折不扣的黑道企業。他們暗地裡在金融業界撒下情報網，尋找因股票、ＦＸ、賭博損失重大，向地下錢莊借款的牙醫相關資訊，然後掌握情資協助牙醫半夜落跑，轉換陣地開設牙科醫院。

有些甚至會追查欠了高利貸或地下錢莊而半夜落跑的牙醫，將這些人揪出來。只要是欠錢半夜跑路的牙醫，都會被黑道用低廉薪資逼迫工作還債，直到倒下為止。當然，牙醫執照也會被扣留。有時牙醫落跑後會直接扣押其整間牙科醫院，再利用生活困苦的兼職醫生重新開張。也有被黑道長期協助躲藏的牙醫，在監禁下變身成齒科技工士的傳聞。

即便不是半夜落跑的牙醫，一旦掌握到有經營困難、面臨停業的情報，便會迫其將經營權與設備全部轉讓出來，再操控半夜落跑的牙醫與兼職牙醫開設新的牙科診所。有時還會差遣他們，利用保險點數較高的出診牙科診療專科醫師的身分工作，也就是牙科出診、居家看診的模式，十分受到高齡者、身障者、臥床老人歡迎，只不過最近法律限制變嚴格了，但還是聽說越來越多認真的牙醫會進行這類的出診，補貼窘困的生活費。

無論如何，黑道企業旗下分子所經營的醫療法人，想方設法的進出牙科業界，表面上看起來就是間氣派的牙科診所，所以一般人根本無從察覺。甚至還有中間人，會將快要關門大吉的牙醫情報賣給黑道企業旗下分子；也聽說進出多家醫療院所的牙科材料批發商業務，以及齒科技工士，會以賺外快的想法將經營不善的牙醫情報，透露給黑道企業旗下分子。

除此之外，黑道還會走私中國粗製濫造的超便宜植牙販賣。只要過剩牙醫沒有減少的一天，對黑道來說，牙科業界就猶如能輕鬆賺錢的天堂吧？

另外還有一個負面傳言，中國人會收買牙醫開業。近年來，掀起一股中國投資家以及中國資金投資日本的風潮，最近在東京，由中國人經營的牙科醫院就猶如雨後春筍般出現。

中國籍老闆來到東京後居住在田園調布、成城等高級住宅區，再雇用日本人牙醫，陸續於都內開設數家診所。由於他們不具有牙醫執照，所以全是以獵人頭而來的日本人牙醫名義所開設，老闆的名字並不會浮上台面。

目前仍不清楚他們透過何種形式開醫院謀利，或許是以董事身分收取報酬，或是出租診所，不得而知。原則上都是開設在都內黃金地段，只服務自費診療患者。

無法再維持高生活品質的牙醫

現在幾乎是所有牙醫都在咬牙苦撐，僅有極少數可以無憂無慮地行醫。大部分的牙醫，夜夜都會夢到醫療器材貸款或銀行欠債的惡夢，連我也是每個月都得還錢。

很殘酷的是，包括材料費等所有物品，牙醫都得花鉅額購置，因為相關用品與材料的單價皆十分高昂。牙醫使用的器具、用品種類超過二百種，屬於典型的少量多樣的行業。當然，每日擁有大量患者的牙科大學附屬醫院，才會有供應商業務天天拜訪，他們對訂單量極少的零星個人牙醫通常不屑一顧。因此，有專門的批發商會針對個人診所備妥所有用品，即使少量也能配送，但是單價較高。近來則有不少牙醫改利用齒科用品專業網站進行網購，因為這樣會比較便宜，就算一件商品也會二話不說寄送到府。

牙醫身邊常環繞著牙科用材料業者、齒科技工士，以及診療椅設備、X光照片、電腦等機器相關銷售業者。醫療材料這類物品因為使用在人體上，所以單價昂貴。例如輸入診療報酬等資料的醫師專用設備、製作診療報酬明細的電腦，一台在二百萬日圓上下，而且每十年就得換新。其中硬體設備不用三十萬日圓，但若加上軟體就得投入高額經費，以一般牙醫的收入而言，是相當捉襟見肘的開銷。這與更新家電的金額，有著數十或數百倍的差距，完全無法相提並論。

另外還要自虐地爆料一下，牙醫常受到這些業者的輕視，地位往往不及一般醫生，有時會被戲謔「這種程度居然可以成為牙醫」、「牙醫居然有程度這麼低的」。

無論如何再這樣下去，不久的將來，牙醫破產、停業、自殺的消息將會每天上報吧？不過恕我直言，牙醫飽嚐苦果都是自作自受。

古往今來，許多生物無法適應環境變化而滅絕了，牙醫也一樣。顧客一直減少，但牙醫數量卻一如往昔，保險點數也沒有增加，經營困頓可想而知。大冰河時期已經開始，如果還是一成不變，繼續抱持這種在溫暖陽光下美好生活的幻想，當然會面臨這種下場。無法拋開自尊的牙醫將不斷被淘汰，被尊稱一句「醫生」的甜美夢幻時代已經結束，所以觀念不改的人只會走向絕路。

到會費需要一萬五千日圓的飯店參加尾牙；到一流百貨公司購物；開著高級進口房車；去夏威夷過年；太太或女兒的穿搭不乏高級名牌；每個月都要看場電影與吃大餐……這種虛榮生活已經落幕，醫生與家人都該捨棄不知好歹的菁英意識，抱持「我們是普通中流社會分子」的態度。如夢似幻的泡沫牙醫時代已逝，唯有自覺「我是普通牙齒專家」的人，才得以倖存。

愈是虛榮心作祟過著奢華生活的牙醫，愈會為了賺錢在患者口中胡作非為。奉勸最好停止這種任意妄為，讓自己的生活反璞歸真，專心處理患者的牙齒吧！

Chapter 3

程度不足也能唸牙醫學院

連基本常識都不會的牙科學生

如果可以的話，我壓根不想寫這一章。

不過逃避談論牙醫素質落後也無濟於事，所以我已經下定決心，做好會被牙科業界群起撻伐，指責為「吃裡爬外叛徒」的心理準備，才敢振筆直書，所以希望大家在閱讀時，也要心有覺悟，而且看完本章節後，請馬上忘得一乾二淨，否則明天起要看牙醫需要很大的勇氣。

在第一章已解釋過，**日本牙醫淪落原因如下：❶蛀牙患者減少以及牙科醫療市場縮小、❷牙醫過度競爭、❸牙科保險醫療費低廉**。但是除了上述原因之外，牙科業界還有根本性的問題，那就是準牙醫的學生頭腦與素質不足以成為醫療從業人員。換句話說，智能程度不適於擔負醫療從業人員這份工作的人，卻當上了牙醫。治療牙齒的確不容易致死，但牙醫也是醫師的一分子，完全不適合的人選根本不應從事醫療行為。然而在牙醫的世界裡，這種邏輯不通的事情居然光明正大地橫行無阻，用蒙古大夫來稱呼還算好聽，讓沒辦法完整用羅馬拼音寫出北海道或神奈川縣的人診療的話，根本就是一齣超越悲劇、毫無格調的三流喜劇。

我違背父母期望立志成為詩人，卻接連兩次沒考上東大文學部，「真受不了你，去給我當牙醫吧！」因父親的命令，我便於一九七四年放棄文學，進入神奈川牙科大學就讀。回想起來，當時的日本正是處於高度成長的躍進時期，後來為了解決牙醫不足的問題，國家下達政策，在全國設立了二十七所牙科大學與牙醫學院，是個將牙醫不斷送進社會的年代。

我入學後隔年，媒體爆料私立牙科大學收受巨額捐款的新聞，大學掀起大震盪，導致捐款制度遭到廢止。某私立牙科大學大概是急了，原先公布招生名額為一百五十名，結果當年度的一年級新生竟然將近二百名，這肯定是狗急跳牆，大學明知不可為而為之，不顧超額廣收學生，不對，應該是廣收捐款才對。結果就是，許多學生連報考牙科大學必備的知識都一無所知，例如甲烷、乙烷、丙烷有何不同，或是 $x=\frac{-b\pm\sqrt{b^2-4ac}}{2a}$ ，甚至於酒變成醋的化學式，還有$E=mc^2$等等。

還有更誇張的例子。

大學一年級時，我與四名同學到鎌倉玩，某同學連鶴岡八幡宮（TSURUGAOKA

HACHIMANGU）這幾個字都不會，還唸成「TSURUOKA YAHATAMIYA」，令人目瞪口呆，當然，連源賴朝（MINAMOTO NO YORITOMO）也唸不出來。甚至有人還將縫紉機廠商「蛇目縫紉機」(JANOME SEWING MACHINE)，唸成「HEBINOME MISINN」。總而言之，沒知識到了令人瞠目結舌的地步，十分無知。我曾開玩笑地說「《跑吧！美樂斯》是夏目漱石的作品」（其實是太宰治的作品），對方竟然當真，不禁令人懷疑「這樣居然還能高中畢業」，真是一點素養也沒有。

「你怎麼會從日比谷（日比谷高中）進來這裡讀書？聽聞就連教授也說第一次有日比谷的學生來這裡就讀呢！」曾經有人這麼問我。同學裡不懂漢字怎麼唸的人並不稀奇，甚至在基礎醫學中會出現的「靜脈」（JYOUMYAKU），都有同學問我：「斎藤，這是不是唸作SEIMAAKU？」所以想當然爾，他們幾乎都是靠著巨額捐款才能入學的牙醫或醫生子弟。

當不成醫生的人，才會來當牙醫

說實話，日本的牙醫極端自卑。

醫生的小孩書讀得好的會去當醫生，書唸不好的就會去當牙醫，這是醫生這一行的常理。三個兄弟當中，唯一成為牙醫的人，一輩子都會抬不起頭來。所以無論牙醫多麼志得意滿，他們總會對當醫生的人心生羨慕與嫉妒。開著進口車到處跑的牙醫，生活有多豪奢，心裡就有多自卑。

理所當然，日本牙醫公會同樣在日本醫師公會面前驕傲不起來。

父母為開業醫師、生活富裕的孩子，學力偏差值高的進入公立或知名私立醫學院就讀，而勉強能用羅馬拼音寫出自己名字的笨拙孩子，只好靠五千萬日圓至一億日圓等瞠目結舌的捐款，偷偷送進程度最底的私立醫學院。如果這樣仍行不通的話，就會往偏差值更低的牙醫學院動腦筋。（編按：「偏差值」是日本人對於高中職學生智能、學力的一項計算公式值，被認為能正確反映學生的學習力與程度，可以換算出在學成績排名，也可以推算出每個考生可能的排名落點。）

同樣地，開業牙醫也會希望由孩子繼承醫院。即便時代轉變，牙科業界已經進入大冰河期，他們仍存有牙醫賺大錢那段美好時代的刻板印象，不捨得從美夢中清醒的人，就會讓孩子成為牙醫。而且在窮奢極侈下長大的脆弱孩子，當然也會想像父母一樣成為牙醫，最近還聽說有名學生四代都是牙醫，所以牙科生有七成都是醫生或牙醫子弟。牙科生當中也有許多齒科技工士的孩子。齒科技工士屬於牙科業界最底層，總被牙醫看不起、隨意使喚，所以迫切希望孩子至少能當上牙醫。

無論如何，聚集在牙醫學院的，全是進不了醫學院的失敗者。他們為了進入醫學院，打從高中便一直在專門補習班補習，沒想到考試沒考好，偏差值不夠理想，不得已才淪落到牙醫學院來。仔細一想，有人從小學便會立志成為醫生，夢想「當上醫生治療疾病，拯救許多人」，但卻沒人會說「長大後我要成為牙醫，治療大家的蛀牙」。

過去因為「牙醫不用出診比較輕鬆」、「不用上夜班」、「牙醫不會治死人遭人怨恨」、「牙醫可以從工作中想辦法賺錢」而感到欣慰，有段時間甚至美好到成為理想結婚對象前幾名，可是今非昔比。說穿了，會去考牙醫學院的人，都是被身為醫師或牙醫的父母一直嘮叨：「考不上醫學院的話，就給我去牙醫學院。再差也不會變成上班族！」而勉為其難心想「不然去牙醫學院也好」。所以很遺憾的是，我在求學期間，不曾遇過真心想成為牙醫的學生。即使物換星移，父母還是疼愛不會唸書的孩子，牙醫學院裡全是一群溺愛孩子的父母，還有受父母溺愛的孩子。

「關係入學」，阿貓阿狗都能進牙醫學院

在私立牙醫學院裡頭，原本就有許多不具備大學生程度的人就讀，最近這種現象更是有過之而無不及。

據牙醫同業所言，在大阪開業的某牙醫，他的兒子就是靠關係，才好不容易送進程度最差的私立A牙科大學就讀，連「鎌倉」與「北海道」都不會用羅馬拼音寫出來，而且還「U、N」不分，叫他寫「UDON」會寫成「NDOU」。留級二年好不容易畢業了，拼死拼活通過國家考試，認識他們的人都說「能夠考上國家考試真是世紀奇蹟」。他目前在父母援助下，於大阪開設了氣派的牙醫診所。

如果是你被他看診的話，還能夠笑著說「運氣真不好」嗎？光是想到他招呼患者時的客套嘴臉：「歡迎光臨！今天怎麼了？」我就覺得可怕至極根本笑不出來。

在我們那個年代，牙醫學院錄取率約為三、四成，還是有很多學生落榜後重考一年，努力讀書再考進來就讀。當然，那個年代同樣也有為那些靠實力考不上的有錢人小孩，準備了靠「金力」就讀的方便後門。

不過現代因為少子化的關係，認為牙醫賺不到錢而不以牙醫為志願的人越來越多，導致報考人數變少，有考試就等於錄取。只要眼睛、嘴巴、耳朵、雙手都在，還會走路的話，笨蛋都能入學，但前提是得付出巨額捐款、入學金與學費。

我的牙醫朋友，他兒子將申請書遞交給某私立牙科大學後，另外二所私立牙科大學也帶著禮餅盒前來遊說，說明完該校優點才回去。在我那個年代剛好相反，還得託人情，考試前帶著禮餅盒去向學校理事等人打招呼，所以這件事令我十分驚訝，可見現在如同搖錢樹的學生，各校都求之不得。

最近私立牙科大學就摒棄體制，規劃「關係入學」的方案，舉凡介紹、推薦、父母為同校畢業生、兄弟姐妹為同校畢業生或在校生等等，總之只要有關係即可入學，大力奔走募集學生以維持學生人數。不由得讓人想問一句，這麼做真的「好嗎」？

說到為什麼要如此大力奔走募集學生，這是因為大學須藉由學生支付的入學金、學費，以及依學生人數向文部科學省申請補助金，才得以維持。學生人數低於規定的話，補助金會被砍，學校惟恐關門大吉，所以才會如此拼命招生。

十八歲就開保時捷上學的愚蠢牙科學生

回顧我的學生時代，同學大部分為牙醫或醫生子弟，全是有錢少爺或千金小姐。這種現象現在應該也相去無幾。

他們這些學生來自鄉下，父母很有錢，會幫他們在東京或橫濱租借氣派華廈，住在豪華套房裡。我偶爾也會過去玩。舉例來說，長崎市內知名牙醫的兒子，父母每個月都會匯給他租金十萬日圓，生活費二十萬日圓以上，而且這是四十年前的事情。所以父母為貧窮牙科技工士或上班族的學生，為了讓有錢有勢的同學招待，只好成群結隊地跟前跟後。

鄉下出身的人大多認識當地流氓，發生事情就會吹嘘交情，靠錢虛張聲勢嚇唬朋友。他們的父母在當地應該都算是有錢的名醫或牙醫，所以流氓不免會想辦法討好他們的兒子。

在千葉經營大型醫院的醫生，他的兒子便開著父母買給他的保持捷911，當時要價一千萬日圓，因而很受女學生歡迎。當然，駕駛座旁也總會載著隔壁名媛學校，聖心或菲利斯（位在橫濱山手的名媛教會學校，菲利斯女子學院）的女學生。

過去有部由花肇主演、山田洋次導演，片名叫作『笨蛋開著戰車來復仇』充滿感傷的電影，而牙醫學院則是有笨蛋開著保持捷來上學。現在像這樣超級暴發戶的學生已經不多了，不過租借豪華房間，開高級車上學的學生還是很常見。

有一件事令我印象深刻。

大學一年級的時候，我偶爾會在東京品川車站下車，看到一個同學表情冷淡地讓擦鞋大嬸為他服務。他的父親也是名醫生，因為考不進都立或有名的私立高中，不得已只好進入私立T高就讀，而且還留級了三年，算是個超級敗家子。想當然爾，T高與神奈川牙科大學都是靠錢和關係才能入學的。他大言不慚地說窮人才會去上國立學校，看不起窮人與在日韓國人，欺善怕惡，墮落到令人不敢置信的地步。

六年來，我的身邊總是圍繞著一群咬著金湯匙出生的低能學生。不知是因為父母已決定他們的人生之路，還是因為這條路不是在自由意志下選擇的，幾乎所有的牙科學生都完全沒心唸書。其至有人比把麻將館當作學校的文學院學生還要荒廢課業，與醫學院學生相較之下簡直是雲泥之別。尤以「基礎醫學」、「病理」、「藥理」、「生化學」、「胚胎學」、「細菌」等課程最不受歡迎，盡是些愛睏的學生。看到盯著顯微鏡打瞌睡的女學生，總會令人噗哧一笑，可能是連續好幾天晚上出遊累到不行了吧？

因為大部分都是考不上醫學院，而在父母安排下入學的學生，只想著當牙醫可以賺錢，又比當醫生輕鬆，根本不是真心想成為牙醫，所以基礎醫學這類枯躁乏味的課程連聽都不想聽，只是為了出席率才勉為其難來上課。

還有一個很誇張的學生。

那位A同學的父親是名開業醫生，剛拿到父母買給他的德製賓士新車，當天就出了意外，坐在副駕駛座的短大女生當場死亡。當事人運氣好一點，住院二週便沒事了，不過車子全毀。當時一輛賓士車要價四百萬日圓左右，才剛買所以還沒保險，最後付了一千萬日圓給死亡女學生的父母，達成和解。沒想到出院二週後，我在學校附近偶遇開著車子的A同學，「斎藤，這車已經買保險了，等等我要去菲利斯搭訕，我看上了一個超美的女生。」他一邊大聲嚷嚷，一邊駕駛賓士新車揚長而去。沒想到他父母竟然又買了賓士給他，這下子真叫我啞口無言了。聽說現在A同學在東京開設了牙科醫院，休假日依舊開著賓士載酒店小姐到高爾夫球場去。

不過上述這些登場的學生，在私立三流大學牙醫學院屢見不鮮，如果這樣就被嚇到的話，恐怕以後連牙醫都不敢去看了。

愈來愈多畢不了業的留級生

現下，發生了一個震撼牙科大學的問題。

牙醫師過剩造成社會問題，另一方面，校園裡則充斥著不去考升級考試的留級生，以及考不過牙醫國家考試的學生。諷刺的是，原本拼命找學生的校方，現在卻頭痛如何將學生送走的問題。

一九六五年我在就讀牙醫學院當時，升不上去而留級的學生每學年僅有二、三人，但是現在據說已經翻倍。因為除了落榜之外，沒希望考過國家考試，不願畢業而留級的學生愈來愈多。

設有醫學院、牙醫學院等醫科大學不同於普通大學，必須唸六年。因為病人生命掌握在醫生手中，所以還要多出二年實習時間。牙醫學院的升級考共有三次，首先是主要考試。考不過主要考試須補考，最後機會則是最終升級考試。貪玩沒在唸書的學生，大部分第三次考試就會通過，但其中還是有些玩得太過頭，或是一開始便學力不足的人，第三次的考試還是無法合格。據考過第二次、第三次考試的學生所言，可能是為了補救考生的緣故，考題往往比主要考試容易許多。在我那個年代，絕大多數的學生再差都會在第三次過關，但是有錢的愚蠢學生以為主要考試或補考都能靠錢或關係打發，可怕的是，事實上也正是如此。不過最近學力不足，一開始便聽不懂課的學生變多，理所當然每年留級的人也都爆量。

依據二〇〇九年文部科學省公布資料顯示，留級生最多的前三名為松本牙科大學的百分之二十五二十五．〇%、朝日大學的十七．一%、日本牙科大學（新潟）的十五．三%，高出全國大學平均八．四%。雖未公布校名，但最差的大學竟有五十%學生留級，原本六年即能畢業，結果有人最久唸了兩倍時間共十二年，真叫人不敢置信。私立大學平均有八．四%的留級生，與醫學院留級生相較之下異常地多。會有這麼多人留級，我想終究還是因為原本程度進不了大學的人竟然入學的關係。

在我們那個年代，共有十六間牙科大學，不像現在二十七間那麼多，所以有一定的競爭率，偏差值極低的人是無法入學的。當然就像前文所述一般，像是不會用羅馬拼音寫北海道的人，還是能靠財力走後門入學。不過現在報考人數低於招收名額，大多數的私立大學牙醫學院都是報考即可入學。但還是有人無法應付升級考，所以留級人數增加也是可想而知之事。

私立大學跳樓大拍賣的生存戰終於開打

牙醫賺不到錢的觀念普及開來後，牙醫學院應考生瞬間減少了。考生大多集中在國、公立大學，以及雖為私立但應試偏差值仍屬高分的東京牙科大學、日本牙科大學等校，偏差值低的私立大學競爭率佔一成左右。大部分的私立學校招生人數不足，所有考生皆能入學。但在牙醫過剩造成社會問題的情形下，近年來，政府開始指導牙醫學院減少招生人數。

首先提出的處理方式為縮小入口門檻，同時也開始提高國家考試困難度，縮小出口門檻。但與國立、公立大學相較之下，國家補助較少的私立大學學生人數一旦減少，可是攸關存活的問題，因為相當多私立大學的營運全仰賴補助金。因此，各大學為了遵循政府提出的招生人數削減政策，抑制牙醫過剩問題，會讓牙醫子女優先入學。假設父母為醫師，父母退休後牙醫的數量不變，相互抵消，競爭也不會變激烈。

據大學相關人士透露，受此影響下，即使考試成績優異，但為了讓程度低下的牙醫子女入學，還是會讓一般考生落榜。

昭和五十年代，我們那時候每一學年有一百八十名左右的學生，但是現在政府指示須減為七十人。不過明明依政府指導減少招生人數了，但還是有許多私立大學招收人數不足，這全是因為牙醫落伍以及少子化雙重打擊的關係。

二〇一三年四月，神奈川牙科大學新生有五十八人入學。但是仔細一看，會發現新生當中有三十七%，共二十一名外籍學生，其中包括了十二名台灣人，九名韓國人。奧羽大學、松本牙科大學、岩手醫科大學等校也全都一樣，每所學校都靠外國留學生填補招生名額，為維持經營煞費苦心。

就像這樣，私立大學為了維持營運拼命招收外國留學生，但是文部科學省（編按：日本政府部門，負責統籌國內教育、學術、文化、科學技術及體育等事務。）卻對這種情形面露難色。外國留學生學成後會歸國成為牙醫，因此投入稅金為其他國家培養牙醫實在不太合理。於是，某些就算招收外國留學生也很難招滿學生的私立大學，為了募集學生甚至會使出學費大降價的策略。

舉例來說，松本牙科大學近六千萬日圓的學費，在私立大學牙醫學院中算屬一屬二的貴，後來竟降低至一千八百六十八萬日圓，成為私立大學最便宜的，於是謠言四起：「過去收取鉅額捐款，學費賺了不少，現在要來贖罪了。」事情演變至此，猶如過去貴不可攀的香蕉一樣，現在牙醫的價值便形同香蕉價格一樣跌跌不休了。

根據醫學、牙醫學考試專業補習班相關人員表示，「為了招收學生而降低學費，就是在跟風私立大學牙醫學院，近幾年來學費平均減少了五百萬日圓。」過去私立醫科、牙科大學如何從學生身上獲取鉅額入學金與學費，昭然若揭，事到如今卻像是風水輪流轉。不少私立大學無視外界批評，將薄利多銷當作生存策略。「過去的鉅額學費到底又算什麼？」大概只剩我會如此惆悵。

九成學生無法通過國家考試

升級考試不合格的留級學生增加、考生減少，壓得私立牙科大學喘不過氣，再加上國家考試不合格人數激增，更形同火上加油。例如，二〇一三年度松本牙科大學國家考試合格率僅三成，也就是說七成考生不合格，成績令人驚倒。

正確來說，文部科學省公布的結果顯示，二〇一三年度六年畢得了業的學生，參加國家考試合格率倒數前三名如下，松本牙科大學僅八・五％，日本牙科大學（新瀉）為三十七・五％，奧羽大學達四十一・七％，倒數第一的松本牙科大學約有九成不合格。

順帶一提，國公私立全國大學的合格率為五十九・七％，這個數字除了最差的三所學校之外，還包括合格率低的私立大學，所以才會出現約六十％的結果，但是單純計算國公立以及一部份私立名校的話，就有近八成的成績。不過，若再加上自認成績絕對無法通過國家考試，因而刻意留級為考試苦讀超過六年的留級生群組，國家考試的合格率（二〇一三年度文部科學省公告）則如下所述，倒數前三名為松本牙科大學二十九・〇％、奧羽大學五十九・六％、神奈川大學七十・三％，這方面的合格率稍優一些。縱使如此，三校平均僅五十五・〇％，可說是半數不合格。對照國、公立大學合格率的話，九州牙科大學為九十六・二％名列第一，國、公立共十二所學校超過八十二％；私立的東京牙科大學為九十六・九％，在各校中尤為出色。

將東京牙科大學與合格率最低的松本牙科大學成績作比較，差距為六十七・

九％，天差地遠令人無言以對。東京牙科的入學考試偏差值為五十二・二，而松本牙科則為三十七・五，對照文部科學省所公布的入學考試倍率為三・六倍比一・五倍。

除此之外，現在對於六年畢業後沒自信通過國家考試，因而留級一、二年的學生持續增多。每留級一次就得支付數百萬日圓的學費，對大學而言，學生留級並非百害而無一利，但也高興不起來。

照這樣下去，私立大學將因不接受國家考試申請留級的學生而人滿為患，留級生佔全校學生人數超過二位數比例的牙醫學院，更攀升到八所學校（二〇〇九年度）。然後愈來愈多學生在學六年期間，明明後兩年都被安排在大學附屬醫院從事治療實作，卻完全不上課，將這段時間用來讀書，準備參加國家考試。雖名為實作，牙科學生在大學附屬醫院裡只是在一旁觀察患者治療，實際上根本無法體驗治療過程，僅單純紙上談兵罷了。而且一九八三年國家考試已將實作科目剔除，理由是考生增加，無法收集到人類天然牙齒用來實作考試。為此，一九九六年牙科醫師法修法後明文規定「應盡力接受臨床實習」，後來從二〇〇六年開始，臨床實習變成必修。

話說回來，一九八三年至二〇〇六年的牙科生，在毫無實作經驗下便直接出社會服務，為患者切削以及填補牙齒。這段期間只在紙上談兵，幾乎沒有碰觸過人類牙齒的準牙醫陸陸續續被送出社會，不禁令人惶恐不安。

像這樣升級考試不合格、考生減少、國家考試落榜生增加……等等問題潛藏的同時，去年依舊有二千三百三十二名學生進入牙科大學就讀。想要抑制牙醫過剩的情形，有必要壯士斷腕，重組並淘汰牙醫學院。再者，最根本的問題在於偏差值三十左右的考生，原本進不了大學卻進了大學，以及志不在醫療卻從事醫療的這種制度。

東大、京大不設牙醫學院的原因

大家知道東日本的東京大學以及西日本的京都大學沒設牙醫學院嗎？牙齒治療也屬於醫療領域，大家普遍以為一定有設立，沒想到並沒有。

過去我父親曾說過一句話：「牙醫與眼醫不算是醫生」，畢業於東大醫學院的父親口中這句話，清清楚楚說明東大、京大不設牙醫學院的理由，總而言之，「牙醫就是庶子」，是不被待見的人，這樣描述不知是否過於自虐？

不過即使稱作不被待見的人，但牙齒治療自古即有，日本在平安時代便有為貴族拔牙減輕痛楚的老婦人。古代沒有麻醉，所以拔牙應比蛀牙更痛才對，光是想像就令人冷汗直流。雖然詳細的來龍去脈並不清楚，但據說江戶時代曾有武士受不了蛀牙疼痛而切腹，可見蛀牙疼痛遠比切腹難受。

拔牙的歷史悠久，日本牙科醫療直到昭和年代皆以拔牙為主流，但從平安時代流傳下來的日本第一本醫書《醫心方》（九八四年），已有蛀牙與牙周病相關記載。牙齒疾病與內科、眼耳疾病、生產等列為同類，從前日本的牙醫就是醫生。現今直到明治初期都有所謂口腔醫的醫生存在，據說會幫人拔牙、製作假牙以及治療口腔疾病。

世界第一副全口假牙是西醫牙科學始祖，法國的福夏爾在一七三七年左右製造出來的，但據說雙手靈活的日本人早在江戶時代，就有德川五代將軍綱吉的劍術指導師傅柳生飛驒守宗冬，裝著木製假牙。甚至於瀧澤馬琴、本居宣長也都使用過優異的假牙。全由手工打造的昂貴假牙，唯有富裕商人、享有厚祿的武士與僧侶等特權階級才得以擁有。日本人很聰明，所以從當時開始，日本可說是世界第一的假牙先進國家。

從幕府末年至明治維新這段期間，過去一直支撐日本醫療的中醫開始被西洋醫學取代，一八七七年（明治十年），創立了前身為江戶幕府醫學所的東京大學，並設置醫學院，德國體系的東大醫學院，則將牙醫學納入醫學當中。新政府在東大設立醫學院，努力吸收西洋近代醫學，但遺憾的是，牙醫學方面卻毫無涉獵，從此可說是牙醫學不幸的開始。幕府末年，牙醫學由美國傳入，出現了在日本開業，收日本人為徒的美國人，聽說也有日本青年到美國留學研習牙醫學。

另一方面，維新後日本近代醫學多向德國學習，因此至今仍有醫生在病歷表上用德文書寫醫學用語，但是牙醫學卻是向美國學習。包括德國，歐洲將牙齒疾病視為口腔醫學（口腔學，Stomatology）的範疇，口腔學乃醫學其中一個部分。但是美國卻主張醫學不同於牙醫學的醫齒二元論，認為牙醫學（Odontology或是Dentistry）應從醫學中獨立出來。順帶一提，所謂的醫齒二元論，意指主張醫學與牙醫分屬不同領域，醫生與牙醫的執照應有所區別，培育單位也理應分成醫學院與牙醫學院。日後，東大校園外的美國學派醫齒二元論佔了上風，患者紛至，結果政府於一九〇六年，正式將牙醫學由東大醫學院切割開來。國立東京高等牙科醫學校（現在的東京醫科牙科大學）則是在二十二年後，於一九二八年成立。但是在這之前，從一八九〇年至一九一六年，雖然開設了三所培育牙醫的私立學校，但全為專門學校而非大學，這也是牙科不被待見的遠因，因為「牙醫學是從私立學校開始發展出來的」。

明治時代官尊民卑的思想，造就牙科比醫科低一階，自此以來，牙醫的身分地位便開始不如醫生。爾後這種心態一直延續，一九五八年國民健康保險開辦之際，保險診療便將牙科與醫科分開辦理。

醫學與牙醫學評價的差異，於《醫制百年史》（日本厚生省醫務局編著）有記載，「牙科醫學教育不同於醫學教育，十分落後，明治初期仍無法獨立開課，醫術開業考試規則公告後，於各地開辦講座說明應考規則，明治二十一年，牙科矯和會講座在東京舉辦，爾後在大阪、神戶、山口等地也出現類似的講座。」由此回溯自明治初期的牙科歷史，就能一窺牙科在社會上評價低於醫科的原因。

無論是醫學界或政府官員，可能到現在還依舊認為「牙齒出問題不會死人」。打從明治時代以來，牙醫學院的地位便不及醫學院，導致牙醫學院如此不堪的原因，似乎遠在我們出生之前便開始了。

果然是承如父親所言，「牙醫不算是醫生」。

Chapter

4

植牙治療的黑暗面

讓牙醫自甘墮落的甜蜜誘餌

我很愛看電影，三國連太郎是我非常喜歡的演員之一。他是位有個性的知名演員，一出現即能抓住大家目光，詮釋角色的熱情也不容小覷。為了勝任老人角色，他特地拔掉上下排共十顆牙，而且沒有麻醉，身為牙醫的我十分驚訝，同時也為這種敬業態度所感動。只不過，五十七年前他是為了詮釋角色而將牙齒拔掉，現在要是聽說這世上到處都有牙醫為了賺錢，將患者沒問題的牙齒拔掉的話，恐怕連三國連太郎也會不敢置信地說：「搞什麼東西，怎麼可以這樣！」

而用來賺錢的工具正是植牙，隨便大家要稱作是夢幻技術，或是讓牙醫墮落的技術都可以。現在只要一談到牙齒，很難避開植牙話題，因為大多數的牙醫都緊抓著這種人工牙根不放。我們身邊充斥著植牙廣告，舉凡雜誌、車站、電車、報紙夾頁廣告、網路，大家應該都曾看過植牙這兩個字才對。

什麼是植牙？詳細說明容後再述，簡單來說，就是將鈦金屬鎖進顎骨，上面再裝上人工牙齒的技術，由瑞典研發，日本則在十幾年前才真正開始進行植牙手術。屬於自費診療所以價格昂貴，近年來包括大學醫院，許多牙醫爭先恐後加入行列，用「最佳的咬合」、「和自己的牙齒一模一樣」、「咀嚼起來像作夢一般」、「人生第二副牙齒」等誘人廣告詞句拼命吸引患者。植牙就像牙醫的救世主，經營困難的牙醫紛紛推出植牙服務。在競爭激烈的東京，很難找到不從事植牙治療的牙醫，多的是專門進行植牙治療的牙醫診所。

適當的牙醫數量為每十萬人口有五十名牙醫，市場經營才得以穩定，並能夠從事最妥善的治療。然而事實上包括東京在內的各大都市，早已超出這個數字。因此大部分的牙醫為了達到看診人數而敷衍了事，縮短診療時間，或是反過來進行不必要的治療，以過度治療來提高保險點數。

此外，自費診療所進行的植牙治療平均為四十萬日圓。由於是自費診療，所以價格由醫院制定，有高有低，有的醫院會高達一百萬日圓，也有七萬日圓就能治療的醫院。**一整天診察二十名保險診療患者，絕對不如為一名患者進行四十萬日圓的植牙來得有效率**。耗費大把時間卻賺不到錢的保險診療，根本讓人做不下去。治療牙齒必須站著，集中精神，非常耗費體力，以每名患者三十分鐘計算，一天看診二十名患者的話，會使牙醫精疲力盡。

某位傳說中的牙醫，以保留牙齒為信念，採會員制的高級自費診療，據說初診費用為十萬日圓，他更高聲指責：「植牙醫生就是穿著白袍的惡魔」。即便如此，每天仍有黑心牙醫的受害者，被稱作植牙難民的患者前來我的診所。彷彿串好台詞似的，患者一律被告知牙套鬆脫了、植牙比做牙橋好、牙齒根部爛掉了、牙齒有裂痕、智齒沒用處……等等，進而誘導植牙。甚至告訴患者：「盡早拔掉裝假牙」、「盡早拔掉做植牙」、「趁骨頭還在先植牙」、「不快點拔牙會得癌症」（植牙反而才會得癌症）。

但事實果真如此嗎？接下來本章節將依序探討植牙治療的真相與現狀，深入思考這個問題。

牙醫不會讓自己與家人植牙

現在許多牙醫一看到病患的臉，就會像鸚鵡學人話一樣反覆推薦植牙有多好，但是大家知道牙醫絕對不會幫自己或家人在嘴裡植牙嗎？不相信的人，不妨向常去看診的牙醫這樣問看看：「醫生您自己會去植牙嗎？」

牙醫會怎麼回答呢？當然會用「我有在保健牙齒，所以牙齒還算健康」這種說辭搪塞。

與我並桌學習的同期牙醫，在患者要求下也會進行植牙治療，但是自己或家人並不會植牙，認為「裝假牙就夠了」。如果真的有自信，優異到如夢幻般的技術，為何牙醫自己或家人不會植牙呢？當然在廣大世界裡，或許還是有贊揚植牙的牙醫會在自己嘴裡植牙，不過這就像在大海撈針一樣少之又少吧？

一七九八年，英國醫生愛德華詹納發現預防天花的「牛痘疫苗」，拯救了許多人，發表前二年，全世界第一次接種實驗就是在他八歲孩子身上進行。

透過這個故事，大家不妨思考一下，**為什麼牙醫不會為自己或家人植牙？由此便可證明這種人工牙根具有危險性**。將不會使用在自己或家人身上的技術，當作牙科治療的賺錢工具，這樣還稱得上是醫生嗎？

萬事萬物皆有其意圖所在，除了自然現象之外，人類的言行舉止、社會的現象都是意圖下的結果。老實說，牙醫就是為了錢，才會推薦植牙。植牙過度競爭的下場，就是成為靠保險診療無法過活的牙醫，為了生存下去的必為之惡。如同核能一樣，是最後的武器。將這種必為之惡當作美好事物大肆宣傳，宛如夢幻技術一般大作廣告，實在叫人痛心。一開始不進行保存牙齒的治療，一味推薦這種人工牙根，拔掉不需要拔的牙齒以提升業績的作法，完全令人無法忍受。

雜誌上大篇幅刊登模特兒臉部特寫，表現出「與自己牙齒一模一樣的感覺」對植牙十分滿意的樣子，但是大家千萬別被糊弄了。隱形眼鏡是眼鏡的一種，植牙就是假牙，絕對不是自己的牙齒，不會一模一樣。

現在的蒙古大夫或無良醫生還是拼命告訴患者，「要拔牙」、「只能拔掉」，一心把可以保留下來的牙齒拔掉，結果訴訟不斷，這就是牙科業界的現況。

什麼是植牙？

全然反對植牙也不太公平，因此本章節將簡單說明這種發源自瑞典的人工牙根。

原本英文稱為IMPLANT，有植入的意思，一九六五年，被譽為「植牙之父」的瑞典骨科醫生布倫馬克，同時也是一名醫學者與牙醫學者，提出了世界首創應用在人體上的人工牙根技術。日後，以第三副牙齒的名號，取代假牙並迅速推廣至全世界。

當時布倫馬克利用兔子研究基礎醫學，沒想到裝在兔子身上的鈦金屬竟然取不下來。他發現這現象後便研發出植牙，爾後，**這種鈦金屬與骨頭緊密結合的現象便稱作「骨整合」，成為植牙的共通語言**。這種技術在二十年前傳入了日本。

世界上有眾多植牙學會存在，日本則有三個植牙學會以及一個外國學會分部，進行植牙治療的牙醫全部隸屬於這些學會。目前拔牙後有下述三種處置方式：

- 裝假牙。
- 裝牙橋（套在兩側的牙齒上）。
- 植牙。

蛀牙、牙周病、受傷等原因，造成牙齒從根部脫落時，過去都仰賴活動假牙、固定假牙、牙橋，但缺點是牙橋須切削兩側牙齒，而活動假牙會造成支柱牙的負擔，容易損傷支柱牙。此外，若由技術不佳的齒科技工士或牙醫經手的話，時間一久便容易鬆動搖晃，出現咀嚼困難的問題，於是植牙登場，被視為可解決這些問題的牙齒，備受期待。

植牙時會使用器材在顎骨上鑽洞，將鈦金屬牙根鎖進洞裡，再將人工牙齒套在牙根上。過去金屬牙根材質多為合金、不鏽鋼、塑膠、陶瓷，不過鈦金屬被研發出來之後迅速普及。因為鈦金屬不會排斥顎骨，具有穩定整合的特性。

植牙材質除了外國製以外，KYOCERA等多數供應商也有販售，但是目前缺少公認哪家產品最佳的臨床數據。

植牙治療的流程

❶ 諮詢

❷ 知情同意（說明與同意）

・治療時間、費用、風險、概念等等的說明。

・患者期望以及既往症狀等等的詢問。

❸ 適性檢查（電腦斷層、X光等等）、診察

・全身健康檢查（高血壓、糖尿病、貧血、肝功能障礙、骨質疏鬆症等等）。

・口腔檢查（牙周病、黏膜等等）。

・電腦斷層攝影、X光攝影。

❹ 訂立治療計畫、說明

・手術內容、時間、費用、風險、人工牙齒的種類、狀態說明。

❺ 術前準備

・牙周病與蛀牙的治療。

・牙床骨不足須骨質重建等等。

❻手術（植入植體）

・有一次法與二次法。等待植牙與骨頭結合。

❼植體補綴

・假牙取模、咬合取模。

・安裝、修改假牙。

❽維護

・每三～六個月定期檢查。

依牙科大學為例，整個療程須花費的時間如下。流程❶～❸須到院數次，流程❹視情況進行處理，流程❺需要三～四個月（到院四次以上），流程❻需要一～四個月（到院五次以上），流程❼需要一～四個月（到院五次以上），流程❽需要每三～六個月，曠日經久。手術前除了進行血液與尿液檢查，還得針對骨質代謝指標以及牙周病細菌檢查等進行全面性臨床檢查，依東京牙科大學為例，檢查後五十二％會顯示出某些異常值，可診斷出肝功能異常、貧血、糖代謝異常。發現異常時通常透過投藥進行改善，同時規劃最佳治療計畫。以上為牙科大學所進行的植牙治療流程，但是坊間的診所很少會有如此嚴謹的流程。

植牙治療很花時間，手術之前最少須到院數次，手術四次以上，補綴五次以上，合計共需到院十次以上，而且術後最少每半年還得前往醫院。網路廣告標語打出的手術一次完成，這類情形則不在討論範圍之內。

那麼，究竟植牙可以撐多久呢？

依據公開資料顯示，植牙保存率的確優於牙橋，只要注意植牙後牙齦炎的問題，有些案例甚至可以維持二十年左右功能正常。但是公開資料皆來自植牙學會，因此準確度與公信力有待商榷。去年成為眾所矚目焦點的高血壓治療藥物得安穩（Diovan），探討其「效果」的論文不實，甚至政府公布的統計資料也是如此，可見輕信任何消息是十分危險的。

以上為簡單說明的植牙治療流程，粗略之處尚請見諒。本書並非植牙探討書籍，所以詳細內容請參閱專門的書籍。但是市售的牙齒相關書籍大部分都是為了宣傳自家診所而自費出版的，只會闡述優點，所以不能被誘導。

植牙的基本構造

牙冠

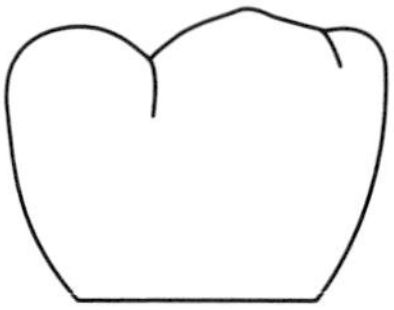

人工假牙有各種材質。

支台

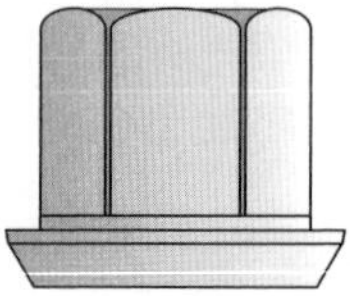

成為牙冠支柱的部分。不同部位會出現不同高度、粗細、形狀。主要為鈦金屬製。

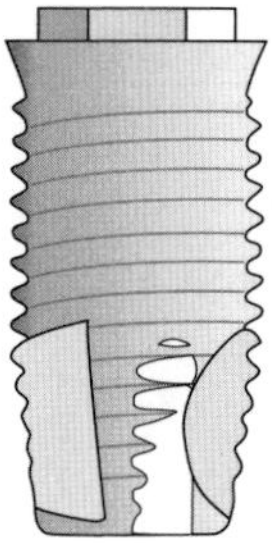

植體

具有螺紋的地方為植牙主體，由鈦金屬製成。將這人工牙根植入顎骨，與周圍的骨頭緊密結合。

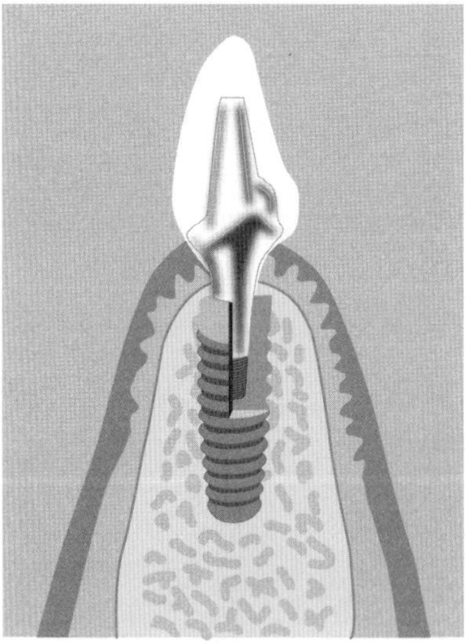

透過手術在顎骨上開孔，將植體植入的狀態。骨頭與鈦金屬製的人工牙根需要二～六個月才會結合在一起。然後再將上部構造裝上去。

日本開始排斥植牙

二〇一三年一月，日本植牙業界爆出震撼彈。

一月十八日，福岡博多知名牙醫診所，City Dentel Clinic負債約七億一千五百萬日圓後宣告破產。二月，法院決定開始執行破產手續。現今，半夜落跑的牙醫並不罕見，破產的牙醫也不足為奇。

為什麼這件事會在業界投下震撼彈呢？那是因為有超過六十名的患者，分別預先支付了數百萬日圓的植牙治療費。結果患者並未接受治療，造成莫大損失，組成了受害者自救會。治療中的患者未受到妥善治療的疑雲，也開始浮上台面。據說診所為了招募患者，甚至推出降價一百萬日圓的活動。另有一說是，價格似乎一開始便刻意設定得很高，再大幅降價來吸引患者。

City Dentel Clinic在九州是眾所皆知的醫院，不但打出「植牙手術每年高達一千六百件」的廣告詞句，理事長還是與演員梅宮辰夫一同拍過廣告的知名人士。破產主因則為植牙市場需求急劇減少。日本植牙出貨數量在二〇〇八年以六十萬顆達到顛峰，爾後開始走下坡，二〇一二年僅剩顛峰時期的三分之二，減少至四十萬顆左右。

二〇〇七年，東京八重洲I牙科所發生的植牙死亡意外，更成為患者不再支持植牙的導火線。

I牙科從以前就是家惡名昭彰的診所，傳言指出，診所強迫患者初診當天就進行手術的作風，才會導致意外發生。這件意外經媒體大肆報導後，引起軒然大波，造成植牙不再受到支持，為了節省經費而濫用植牙治療的牙醫紛紛被告發，「植牙很危險」的風氣在社會上傳開，市場因而急劇縮小。**無論在日本或是美國，植牙風氣已經逐漸萎縮**。

過去植牙治療很好賺，一般來說植一顆要價四十萬日圓，植五顆就要二百萬日圓，賺錢效率比保險治療更快更輕鬆，結果牙醫爭先恐後來到這個鑽石礦區。二〇〇二年就有一萬八百三十一家植牙醫療單位，二〇〇八年甚至增加到一萬四千五百八十家。不過潮流會變，時局愈來愈不利於植牙，市場逐漸勢微。為了生存而想方設法宣傳植牙，推薦患者植牙的牙醫甚多，但在日本，植牙確實已經開始愈來愈不得人心。

二〇〇八年～二〇一一年這三年間，有三千家植牙診所消失。牙醫雖然一心寄望植牙，但植牙卻已不再是容易賺錢的生意，寒冷到足以冰凍身心的冰河期逐漸在牙醫腳邊擴展開來。

別讓攬客用的虛有頭銜給糊弄了

大家對頭銜與證照總是有種迷思，所以名片上會印上一大堆頭銜，常有人看過後忍不住笑問：「到底哪個才是本業？」

醫生或牙醫都有國家執照，如果能再加上專科醫師執照的話，患者會更加安心。瀏覽牙醫網頁、報紙夾頁廣告、雜誌廣告，可發現類似「資深植牙專科醫師親自治療」等宣傳標語十分泛濫，因而不自覺陷入暗示，下意識會聯想這名牙醫應該技術高超。但是千萬別被糊弄了，這是在魚目混珠。「植牙專科醫師」這種頭銜並非正式稱謂，所以醫療法並不認同將之用於廣告宣傳。

牙科業界有幾種專科醫師執照，要是隨便什麼人都能使用頭銜宣傳的話，會造成民眾混淆，屬違法行為。因此唯有所屬厚勞省認可的團體，才能將「專科醫師」標示出來。若有牙醫標示出「植牙專科醫師」，就得特別警戒。明知違法還為之，其道德面比技術面更加令人懷疑。大家難道不認為，為了攬客而違法的牙醫，從一開始便失去資格了嗎？

受牙科認同的，只有日本牙周病學會、日本口腔外科學會、日本齒科麻醉學會、日本小兒齒科學會、日本齒科放射線學會此五大學會，屬於這些學會的牙醫，每一位都可使用「牙周病專科醫師」、「口腔外科專科醫師」等頭銜。承如大家所知，其中並沒有植牙學會，因此標示出「植牙專科醫師」乃違法行為。各位前往的牙醫診所，候診室裡若將「植牙專科醫師」認證書裱褙裝框展示出來的話，那都是日本顎顏面植牙學會、日本口腔植牙學會、國際口腔植牙學會（ISOI）、ICOI日本分部的私人認證書，所以不可以被糊弄了。承前所述，日本只有三個植牙學會以及一個外國學會分部，各自會提出「認證醫師」、「研習醫師」等認證，並展開活動，有些標準十分嚴格，但有些只要研習一天即可取得認證。

一般患者看到認證書後，很難判斷這些學會的差異與等級，但萬萬不能以為認證

書＝實力，那頂多只能表示「可進行植牙治療」。大學直到最近仍未教授植牙，所以為了學習技術，植牙學會、團體所舉辦的研習會十分盛行，然而出人意表的是，當中有些活動只需研習一天，便可頒發名聲響亮的結業證書、認證書。所以不要輕信植牙認證醫師或研習醫師等頭銜，最重要的是依照後述方法分辨出有良心的牙醫。如同水戶黃門的印籠（掛在腰間的小藥盒，表明身分用），由國家公認的植牙醫師執照並不存在。而且除了植牙以外，許多資格都能用錢買得到，若是看見候診室擺滿許多認證書，就輕信這是位「了不起的醫生」、「一流的醫生」，可是件很危險的事。

以一個同業的身分來說，愈喜歡擺出大量頭銜、認證書和執照的牙醫，愈是危險，這些大多是用來放大自己的工具。再者，看到外文認證書最好格外小心。這類認證書大多是用錢從本部設在國外的團體買來的，利用日本人不擅外文的弱點，賣弄權威、虛張聲勢，其實只是張虛有其表的認證書。猶如牆上的花朵，單純是種裝飾品。此外，也千萬別被宣傳口號中的「一年植牙達三千顆」，或是「植牙治療合計五千人」等詞句給欺騙了，這些大部分是誇大不實的廣告，無法客觀舉證，所以患者不容易辨識真偽。

再次重申，承前所述，唯有像是「日本牙周病學會會員」等，隸屬於厚勞省認可之五大團體的醫師，才是認證醫師。

尚未成熟的植牙治療

完全被宣傳成終極醫療技術的植牙，是在一九六〇年代誕生於瑞典，真正在日本開始普及，則是近十幾年內的事情。而實際開始進行手術，頂多不超過十年。雖然大學牙醫學院已經開辦植牙課程，但以長遠眼光來看是否真的安全，或是對身體會出現何種影響，這方面並無法經由醫學數據獲得證實。總而言之，**植牙耐久年數是多久？長期下來對身體會有何影響？會不會出現弊害？這些問題就連實際治療過的植牙醫師也不甚了解。**

就有經驗豐富的A植牙專科醫師，在個人著作上表示：「咀嚼所產生的疲勞現象會蓄積在植體內部，因此我認為總有一天會破裂。就算把我嘴巴撬開，我也不敢說植牙可以用一輩子。」這樣說真的很可怕。資深的專科醫師無法預測未來的結果，所以抱持悲觀的態度。那些短視近利、滿腦子只有賺錢，完全不顧醫療品質的植牙醫師們，恐怕更不會仔細考慮未來的演變。

人類身體的形成，精密微妙到令人不可置信，身心是相連的，全身部位相互牽動，才能確保身體健康。比方像咬合不佳會造成頭痛，心神持續勞頓將導致神經性腹瀉，失戀的人會如同夢遊症患者般無法專心工作。

用電鑽在頭蓋骨上鑽洞，將金屬物質打進去固定，就長遠眼光來看，真的對身體不會有影響嗎？這種比喻或許過當了，但是植體會貫穿牙齦，就像刺入骨頭裡的尖刺一樣，所以無論修飾得再好聽，植牙就是將異物塞進活體裡加以固定。

東京牙科大學下野正基名譽教授的著作，《牙科醫療最前線》（講談社Blue Backs一九九五年）便解釋了假牙與植牙的差異。「牙齒為活體組織，植牙屬異物，所以就病理學而言，活體可能會產生排斥植牙的反應。假牙不會直接接觸活體裡的血管連結組織與骨骼組織，但是植牙是打入骨頭裡面，所以會直接接觸到各種活體組織（中略）。」「另外還有一些問題，植牙所使用的材料對活體而言具有親和性，但是將異於原本器官的身體成分之物質植入顎骨裡，牙齦部分將經常暴露在受細菌侵犯的危險底下（中略）。」可見牙齒專家也擔心會對身體造成不良影響。

專科醫師以及日本植牙學會均表示，「不會有不良影響，就算經過二十年也不會有問題」，可是並未花時間進行科學面與醫學面的追蹤調查。舉凡像醫藥公司開發的抗癌劑，厚勞省並不會立即認可，因為具有危險性，所以必須花費長久時間判斷效果、副作用。

根據「IMP1ANT．植入」的概念而言，心臟節律器、人造血管的材料、人工關節等等，在醫療界裡已有進行各式植入手術，拯救過許多患者。所以有人提出「植牙是不是也同理可證？為什麼只將植牙視為危險醫療？」很大的不同點在於，前者一直保持在滅菌狀態，但是牙科的植牙手術卻是在雜菌叢生的口腔內進行。高齡者會因肺炎死亡，大部分的原因就是來自於口中細菌的感染。

總而言之，植牙尚屬發展中的治療技術。植牙治療缺少長時間追蹤調查影響人體的醫學數據，無法斷言其安全性，更何況牙齒與全身的健康關係密切。

別被牙醫的植牙陷阱給坑了

至今仍到處充斥著深受植牙所苦的「植牙難民」，每天為了收拾善後疲於奔命令我滿腔怒火。軍人站在新型飛彈前就想擊發，而知道植牙可以賺錢的牙醫，就只想著幫患者植牙。近六、七年來黑心治療愈來愈多，甚至令我憤怒到認為「這些不該是牙醫會做的事」。其中因植牙所造成的不當治療更是急劇增加，牙醫過剩便是這個問題的源頭。再這樣下去，除了只有半路落跑別無他法的牙醫之外，連牙醫學院畢業便在植牙醫師底下工作數年，剛剛習得技術卻連X光照片也不會解讀的菜鳥醫生，為了想要迅速賺大錢，也都開始從事植牙。

「什麼？居然有看了X光照片也無法判別症狀的牙醫！」聽完這句話應該有人嚇傻了吧，這就是牙醫世界裡不為人知的秘密，無須大驚小怪。承如第三章所述，過去還有學生連「鶴岡八幡宮」都不會唸，現在更是因招生人數不足，所以人人都能入學的可怕時代。若是看過X光照片也無法判別症狀的牙醫就讓你退避三舍的話，根本就沒膽找牙醫看診了吧？擔心的話，不如打電話到醫院詢問醫生畢業於哪間大學，如果畢業於偏差值不到國、公立或私立名校一半的私立下等學校的話，萬萬不能去找這麼可怕的牙醫看診。醫生也有經驗與程度的差別，在牙科的世界裡，就有不太會判讀Ｘ光照片或ＣＴ、ＭＲＩ影像的牙醫，也有完全看不懂Ｘ光照片的牙醫。

會推薦植牙的牙醫，面對患者時當然只會說盡美言說服患者：「安全、不花時間、簡單、便宜、第二副自己的牙齒、咀嚼舒服」等說得天花亂墜。就連專業不在植牙的我也知道植牙治療的基礎原則，沒想到無視原則的牙醫竟多到令人震愕。**無法進行植牙治療最具代表性的例子，就是「骨質密度不足」、「高齡」、「疾病」**，但事實上如下述這般胡亂治療的情況卻橫行無忌。

年紀愈大，人類骨骼就會變得愈纖細，顎骨也不例外。年輕人就算了，將金屬牙根打進高齡者變細薄的顎骨裡會十分危險，此乃眾所皆知的道理。

人工牙根（金屬植體）一旦穿破細薄骨頭會如何呢？就連資深植牙醫師也倍感棘手，這種高級的手術沒道理由菜鳥醫生經手，最壞的結果，甚至會演變成殺人事件。上顎骨較薄的話，尤其危險，不過牙醫會提出：「現在有所謂的骨質重建，也就是事先強化骨骼的最先端技術，所以不會有問題」，既然如此，那就讓對世界沒有留戀的人去做吧。上顎鄰接眼睛、鼻子、耳朵，植入植體可說是非常危險。作決定的人是患者自己，最後還是得由自己負責。

人類的顎骨形狀各異，強度、質地也不同，即使透過CT影像判讀出骨頭厚度，但無法了解強度與質地。植體有硬度高的產品以及硬度低的產品，在日益脆弱的顎骨上使用硬度高的植體，將造成骨頭壞死。植體還分長短，在較薄的骨頭上打入較長的植體，下場可想而知，所以也曾發生使用過長植體造成的意外。

以高齡者為例，明明會對身體造成過大負擔，牙醫卻還是漫天扯謊：「植牙就和天然牙齒一樣，可以自然咀嚼、大快朵頤。」植牙怎能變成天然牙齒呢？植牙無論如何終歸只是假牙。另外有些牙醫會誇張到大言不慚地出書寫道：「我曾為年紀相當大的患者進行植牙治療，很多都是七十幾歲的老人家，最高齡的患者為八十五歲。」做到這種地步，植牙真是徹底淪為賺錢手段了。我真想問：「為什麼連八十五歲的老婆婆都要幫她植牙呢？」一般來說，活到八十五歲已是餘生無幾了，何時要上西天都不曉得，比起數十萬日圓的昂貴植牙，其實便宜的假牙便足已，這位老婆婆一定有失智症傾向了吧？我還想問問這位牙醫，想賺錢有必要連老婆婆都矇騙嗎？

以下這份資料雖然稍嫌陳舊，卻是位牙醫的告白手記。

「我是一家將植牙當作商品的牙醫診所專職醫師，那家診所為了賺錢無所不用其極。顎骨開始變薄的老年人，以及患有糖尿病等疾病的人，原本就不適合植牙，但是診所卻連這些人都建議他們植牙。而且原先拔掉二顆牙齒就好，卻硬要多拔一顆，竭盡所能增加植牙數量。診所有好幾名牙醫任職，基本底薪低廉卻要求固定業績，不得已只好建議不需要的人進行植牙。」（『女性SEVEN』一九九九年四月一日號）告白者為擁有二年工作資歷的二十九歲牙醫。

再者，植牙的第三種禁忌就是疾病。會使抵抗力變差的糖尿病、心臟病、高血壓、低血壓、腎臟疾病、氣喘、風濕、骨質疏鬆症等重症病患皆十分危險，因為從手術傷口引發細菌感染而發炎的風險非常之高。雖然有些診所會說「只要能控制住就沒問題了」，但建議還是務必諮詢內科醫師。

此外，植牙治療最常發生的一個問題，就是以牙周病作藉口的案例。明明只要願意花費時間與精神，仔細進行齒內治療，無須拔牙就能拯救牙齒，卻花言巧語矇騙患者說：「這顆牙因為牙周病已經沒救了。」然後為了賺錢強迫誘導患者植牙。

現今仍有接受過各種不當治療的植牙難民，跑來我的診所求診。他們都是為了尋求一絲希望而前來接受二次醫療諮詢，害他們變成難民的牙醫們，又是如何看待這種現象呢？

一顆植牙才七萬日圓？恐怖的便宜黑心貨

「你知道嗎？有人在賣中國製的植牙喔，當然是走私貨，我曾經和對方見過面，不過產品真的很差！」

這件事，在第二章中登場過，是曾經刺青過的牙醫告訴我的。據他所言，想和賣家接觸基本上需要有人介紹，新客人一概婉拒，雖然也有看過網頁後取得聯絡的客人，不過少之又少。做這種生意需要專業知識，所以謠傳曾經做過技工士或是破產後半夜跑路的牙醫，就會被黑道利用來四處販售。

最近街道上充斥著超廉價植牙廣告。一位從橫濱來的患者，便說他看過電車的玻璃車窗上貼著「東京植牙（假名）十五萬日圓保證做到好」的廣告貼紙。但是一山還有一山高，網路上甚至出現植牙只要七萬日圓的超便宜廣告。通常都是二十萬日圓上下的價位，不禁令人質疑：「為什麼可以便宜到這種地步？大概是使用了中國製的超廉價植牙吧？」

植牙產品有下述三種：

一、外國、國內一流廠商經厚勞省認可的高價優質產品。

二、韓國、中國廠商經厚勞省認可的廉價中等品質產品。

三、韓國、中國走私的超便宜劣質品。

當中的一流廠商多為外國企業，國內市佔率爭奪戰約由三十家日本及外國公司參與。植牙發源自瑞典，所以北歐與德國的廠商十分強勢，甚至有取名為『Nobel Biocare』的廠商。使用這些一流廠商的產品，治療費標準要價為四十萬日圓。具有口碑的知名廠商產品，鎖進骨頭裡的人工牙根一顆約四萬日圓，連接牙根與人工牙冠的支台約三萬日圓，人工牙冠約四萬日圓，光材料費合計就得花費十一萬日圓。

所以，若是使用一流廠商的產品，只要七萬日圓或十五萬日圓的植牙根本天方夜譚。光是材料費就要十一萬日圓，還需要消毒的藥劑費，僅成本就超過十萬日圓。另外再加上人事費、技術費、手術雜費、設備投資、房租、廣告費、通訊費、水電費、折舊費、銀行貸款等等，全都得計算進去才行。就連我這種不做植牙的診所開支都要不少，所以可想而知，超便宜植牙必然使用了韓國或中國製走私品，否則包含治療後的保養，三十萬日圓以下根本做不來。（編按：根據消基會表示，全台灣的植牙價格不一，單顆植牙從四萬至十五萬元都有。植牙時要詢問清楚醫生說的費用是不是總價。所為總價，就是包含人工牙根、牙冠、補骨等一貫療程與醫材的費用。比如，一個植體六萬元，人工牙冠二萬元，還有其他必須的醫療與醫材費用，加一加可能總共要花十萬元不等。一般來講，北部的平均價位約一顆八萬元左右，中南部可能會稍微便宜一點。自費診療本來就是一分錢一分貨的概念，除非你遇上黑心牙醫，否則價格太過便宜也不見得是好事。）

韓國、中國產品輸入日本，有下述幾種管道：

一、韓國、中國廠商用便宜價格出口至日本的低價產品。

二、牙醫、中間商用空運平行輸入第一種管道的低價產品。
三、中間商、賣家藏在手提行李裡走私帶進日本的超廉價產品。
四、中間商、賣家藏在空運包裹裡走私帶進日本的超廉價產品。

管道一與管道二的低價商品經厚勞省認可，一顆行情約一萬日圓左右。當然後兩種為見不得光的管道，據說這種走私的超廉價商品，以最低一顆八百日圓~三千日圓左右販售。根據刺青牙醫表示，第三種管道多利用釜山至博多單程三小時的高速渡輪，運送手提行李。搭乘高速渡輪可當天往返，搭飛機成本則會提高，所以福岡一帶的中間商利用渡輪運送進來，再用宅配寄送至關西或關東。

據一名曾到某韓國低價產品製造工廠參觀過的牙醫所言，該工廠完全沒有滅菌觀念以及安全體制，令他驚恐到完全不敢使用。不過現在技術進步，即便為缺乏衛生設備、貧民區的鄉下工廠，也能生產出鈦金屬製的植體了。進口的低價植牙產品已經如此，若將中國製的走私產品植入口中，簡直就像埋下一顆滿是細菌的炸彈。

嚴格來說，這些廉價商品、超便宜產品其鈦金屬含量比例很低。北歐製最優質的產品鈦金屬含量比例可高達九十九・四九五％，所以廉價商品的含量比例約五十％也是可想而知之事。想當然爾，走私的超便宜產品恐怕只有表面為鈦金屬塗層，內部則使用其他金屬製作而成（最近除了鈦金屬之外，也會使用氧化鋯這種具有親和性的新型金屬）。

「什麼是植牙？」此章節中也曾說明過，會發展出植牙治療，是因為具親和性的鈦金屬植入骨頭裡，身體也不會排斥，所以只要鈦金屬能讓身體接受，就算安全無虞。不過若非百分之百的鈦金屬，而夾雜了鐵或其他金屬的話，不知道人類的身體會出現何種反應，這點光想便叫人害怕。以前有位患者跑來我的診所，因為開始搖晃的植牙竟然生鏽了。鈦金屬含量比例高的一流產品並不會生鏽，所以應該是使用了走私的超便宜劣質品。

我並不是在推薦高價的植牙治療，不過對低於行情價格的超便宜植牙治療，最好抱持懷疑的態度。像這類超便宜植牙治療，即使宣稱「保固十年」，但是植入後立刻出現問題的情形比比皆是，做這種黑心生意的牙醫總有一天會債台高築，半夜落跑也是意料之中，其診所更不能保證十年後還會存在。俗話說「貪小失大」，最慘的甚至連命都沒了。

植牙會「陽萎」

很抱歉要說些不入流的話……我都聲稱植牙會「陽萎」。

經醫學證實，拔牙後容易出現精力不佳的副作用，尤其年輕時將牙齒一口氣拔掉，不但會影響精力，甚至會出現性功能障礙的症狀。儘管如此，卻還是有牙醫鼓吹患者將能夠保存的牙齒拔掉，並勸慰說：「植牙後就能找回活力了」，真是毫無道理，完全本末倒置。「植牙其實會陽萎！」這句話我才覺得貼切。

一旦植牙，男性就會陽萎（不舉），這絕對不是低級笑話，從事牙醫三十二年來，這些事實全是我所見所聞後歸納出來的結論。讓我出現這種想法最大的契機，是因為二年前朋友父親A先生以八十五歲高齡去世了，而且還常聽朋友說：「我父母和親戚們在植牙後，就都變得毫無活力。」

生前，A先生是個活力十足的人，沒得過什麼重病。小時候，只有從柿子樹上摔下來扭傷過腳，除此之外身體都很健朗。這位A先生經定期就診的牙醫推薦下，在下顎植入了五顆植牙，結果四年後便去世了。當時因為年齡增長，下顎骨頭愈變愈細薄，長年使用的假牙稍有不合，於是向牙醫諮詢。

「與其重做假牙，不如趁這個機會植牙吧？咬起來就像自己的牙齒一樣，不會有類似假牙的異物感喔！很多人上了年紀植牙，使用起來都很滿意，不但可以大快朵頤，也不會蛀牙。植五顆的話，我會特別算你便宜一點！」

聽說牙醫很熱情地鼓吹他植牙，但是五顆牙齒當中只缺了二顆牙，其他三顆牙齒都很健康。無論是誰都看得出這是牙醫為了提升業績所說的推銷話術，也就是買愈多送愈多的意思。

不過，朋友一聽到高齡父親要植入五顆植牙，擔心影響身體，於是前來諮詢我的意見。我當然堅決反對，對此我是依據了幾個論點，首先第一個理由是年齡。

植牙治療是用器具在顎骨鑽孔，植入鈦金屬製的人工牙根，但是顎骨會隨著年齡增加變細變薄。在骨頭裡植入植體需要一定的骨質密度，並應避免在太薄的顎骨上植牙。在高齡者纖薄的骨頭上植入五顆植牙，會對顎骨造成莫大負擔，帶給身體的弊害也會過大。A先生年歲已高，體力也衰退了，考量到局部麻醉、預防術後感染使用的抗生素、止痛藥等等的影響，為高齡八十一歲的患者進行手術十分危險。

牙齒與骨頭之間有所謂「牙周膜（牙周韌帶）」這種薄膜存在，牙周膜可發揮緩衝避震作用，咀嚼食物時牙齒會輕微下陷。相對於此，植牙並沒有具備緩衝避震作用的牙周膜，所以第二個理由就是會造成牙齒強烈衝擊，與植牙相銜接的原生牙齒將會變不健康。再者，一旦缺少緩衝避震的牙周膜，咀嚼時的衝擊力道會直接從骨頭傳達至大腦，長時間下來將帶給大腦不良影響。

第三個理由則是，生物一旦失去牙齒就會開始衰弱，這應該是最大的問題所在。人類用自己的牙齒咀嚼才能充滿力量，使精力湧現。比方像棒球選手擊出安打時，會不自覺地用力咬緊牙關；拳擊手會咬牙切齒使力出拳。人類遇到緊急狀況時，總會緊咬臼齒，所以牙齒可說是力量的源泉。牙齒連接著生命力，生命力衰弱的男性，晚上當然也就強不起來，因為力量＝男性本色。

獅子抓到獵物後會用自己的牙齒啃咬，一旦失去牙齒，不久就會死亡。這原本就是大自然的法則，只有人類發明了假牙，不管年紀多大都還能咀嚼食物，長命百歲。結果A先生不顧家人反對，一共支付了二百萬日圓植牙。他一定是受不了抗老化的甜蜜誘惑，心想「只要植牙就能好好咀嚼，看起來就會變年輕了」，又自信自己的體力

牙齒的構造（側面圖）

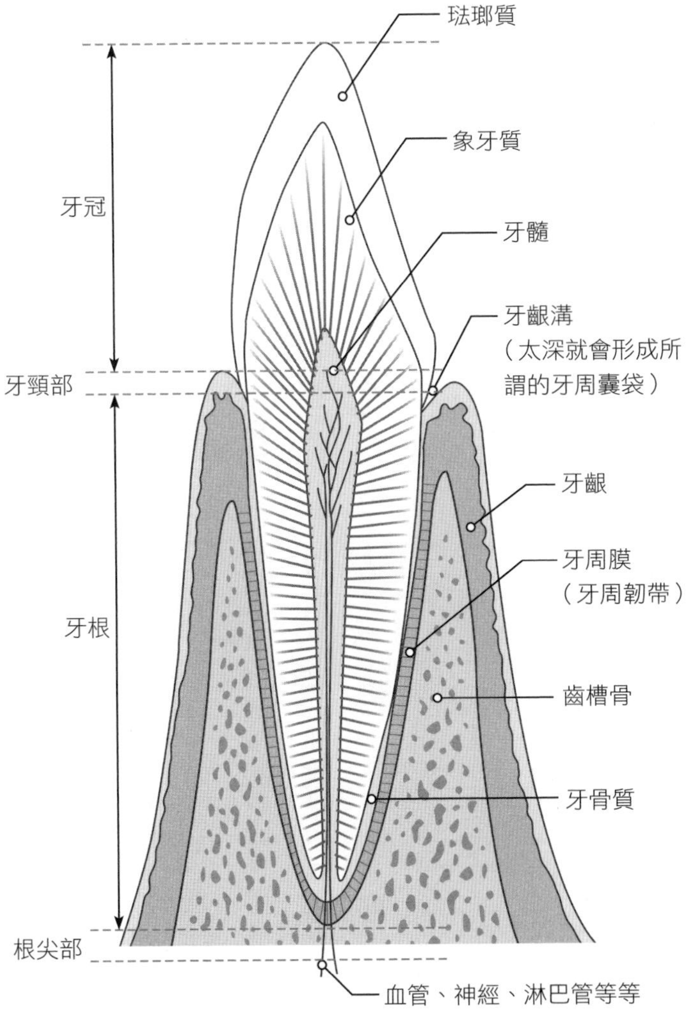
琺瑯質
象牙質
牙髓
牙齦溝
（太深就會形成所謂的牙周囊袋）
牙齦
牙周膜
（牙周韌帶）
齒槽骨
牙骨質
血管、神經、淋巴管等等
牙冠
牙頸部
牙根
根尖部

足夠撐過手術吧？

據朋友所述，A先生植牙後慢慢地變得沒有活力，就連十分熱愛，半個月就要站上球場揮桿的高爾夫也興緻全無，霸氣盡失、判若兩人似地日益衰弱。就連每天陪在身邊目擊這一切的朋友，也很納悶他怎麼突然變得無精打采。A先生的直接死因為肺炎，但是從前不曾感冒的人居然得了肺炎，這只能讓人聯想是因為體力衰退的關係。

人類老化會從身體每個地方開始顯現，一百四十億個腦細胞會以二十歲為分水嶺，一天逐漸減少十萬個。不過腦細胞的運作可透過各種刺激維持現狀，科學更證實，腦細胞的運作甚至可以提升。經嘴巴咀嚼堅硬食物促進唾液分泌，就能使腦細胞活化、強大。所以用自己的牙齒充分咀嚼可刺激大腦，預防腦細胞以及身體的老化。

牙齒雖為原始器官，但是透過充分咀嚼，從耳下腺分泌出來的唾液裡，會內含牙齒、骨骼、軟骨等硬組織生長所需的唾液腺賀爾蒙。因此保留自己的牙齒，對於預防老化、回春都是非常重要的一件事。

沒有保留牙根的植牙就是假牙，無助於防止老化，**反而還會刺激大腦，降低大腦活動，加速失智症進展與老化**。雖無醫學數據佐證，但以我從事醫療工作的牙醫直覺，A先生在八十一歲拔掉五顆原生牙齒再植牙後，可能導致他生命力變衰弱了。因為人類的身體組織非常複雜，尚有許多未解之處。這件事情令我感到十分遺憾，身為臨床醫師卻無法阻止這場悲劇，使我深深自省。順帶一提，我岳父今年八十八歲卻老當益壯，八十五歲的時候我為他治療牙齒，現在依舊使用滿口的原生牙齒，硬梆梆的醃蘿蔔也能喀吱喀吱地咬碎吃下肚。

大部分的人會將耳朵聽不清楚、走路得撐拐杖，歸究於老化，不會認為是植牙這個導火線所引起的。但如果因為植牙造成自己失能，實在得不償失。拔牙無疑會喪失精力，年輕時甚至會影響夫妻生活，這是無法靠植牙彌補的，**因為牙齒是纖細且偉大的感覺器官**。

達斯汀．霍夫曼所主演的電影『霹靂鑽』當中，就有一幕為了脅迫對方供出珠寶下落，未麻醉直接用鑽牙機在牙齒上鑽孔的畫面。過陣子，說不定就會推出為了讓凶惡犯人招供，而威嚇「我要植牙讓你陽萎」的電影了。

業者穿著白袍在速成植牙講座中教學

日本人崇尚權威，光是「植牙醫師」這個頭銜，就很容易取信於人，有些患者似乎十分崇拜能夠經手困難治療的名醫。但是人品與技術無法畫上等號，光看頭銜或執照更摸不清本事。過去甚至有激進的牙醫，稱呼植牙醫生為「白袍惡魔」，說實在話，應該要叫作「白袍騙子」才更為貼切吧？

為什麼我要披露這些可能會讓牙科業界群起撻伐的激進言論呢？全拜這類講座、研討會的存在所賜，因為有些「植牙醫師」出席過區區半天的研討會後，即可取得植牙技術研習證書，為患者動植牙手術，這樣一來連阿貓阿狗都能進行植牙了。日本大學直到最近才開辦植牙課程，所以自稱為植牙醫師的牙醫，都是經由廠商的講座、植牙學會主辦的研討會、自主性的讀書會等方式習得技術。其中甚至出現幾名牙醫同業成立專業名稱的讀書會後，彼此互相認可為「認證醫師」的例子，但是一般人可能不懂，一看到「認證醫師」幾個字，就以為是某領域的優秀醫生。承前所述，**植牙治療尚未確立標準治療方式，技術程度不一也是不爭的事實。**

「我曾經受邀參加過一次植牙講座，是由植牙廠商主辦，兩天一夜附午餐的行程，報名費十五萬日圓，週六、日於都內的飯店舉行。講師是與廠商簽約的植牙醫師，助理則是穿著白袍的植牙器材公司業務，共十人參加。講座內容是透過ＤＶＤ觀看手術過程後，在顎骨模型上鑽孔的基本課程。聽說有些還會使用豬的顎骨來取代模型。」一名三十五至三十九歲左右的後輩，牙科大學專職醫師這樣描述著。

他也打算將來自己開業，很清楚現在牙科業界處於大冰河時期。縱使如此，他還是想要獨立，為了將來打算，才會參加講座學習植牙技術。但是後來他對植牙技術感到疑惑，於是立志成為一名不忘牙科初心，將牙齒保存下來的牙醫。因為他眼見如此輕易便能塑造出一名即席植牙醫生，實在感到不恥，可見他良心未泯。「靠那一點研習程度根本沒辦法動手術」、「失敗的話很可怕」、「根本在欺騙患者」、「我自己真的做不到」……，據說他自問自答後感到十分痛苦。

實際上在治療時，須局部麻醉，用手術刀將牙齦切開，小心翼翼地避免碰觸神經，同時在顎骨上鑽孔。口腔內會充滿血液與唾液，稍微一失手將釀成大災難，明明不是一天或二天的講座就能學會的技術，但是大多數的講座卻是在如此不切實際的粗糙狀況下進行。而且當開業醫師著手植牙治療後，就必須從主辦講座的植牙廠商，購買要價二百萬日圓的診療所需手術器材。

除此之外，還有業界相關人員才知道的可怕真相。

某醫療法人網站上，出現了下述的徵人啟示：「募集植牙醫師，應屆畢業，無經驗可」。所謂的應屆畢業當然是指牙醫學院畢業生，而無經驗可則是指無植牙治療經驗的人。徵人單位為某中型規模的醫療法人，宣傳標語上還吹噓專科醫師齊聚，植牙治療經驗豐富。而且只要無植牙經驗的牙醫一到此處任職，馬上會被派去參加植牙廠商主辦的一日講座，參加完講座後，就立刻被指示負責實際手術。院長會向患者說明：「手術由這名醫生負責，雖然年紀輕輕，但技術可以掛保證，是名經驗豐富的專科醫師。」事實上手術開始後，竟然是講座上穿著白袍的植牙廠商業務四處下指示，主導手術進行，應屆畢業的醫生只是聽從指示動手而已，患者根本被蒙在鼓裡。

這是某中型規模牙科醫療法人實際發生的情形，僅為少數牙醫所知。一想到像這樣初出茅蘆的牙醫，會偽裝成「經驗豐富的植牙專科醫師」進行冒險手術，就令人憂心忡忡。患者無法了解醫師的手術經驗或本事，倘若看完本書你依然想要植牙的話，至少應迴避醫療經驗未滿十年的牙醫，當然光看執業年數並無法確認技術優劣，但至少安全一點。

在醫療的世界裡，有句俗話說「十年醫師、五年牙醫都還算是新手」。依我個人的經驗，即使出社會五、六年，為患者看牙時還是會手忙腳亂。

急劇增加的訴訟與糾紛

日本真正執行植牙治療十幾年來，植牙手術的次數到目前為止據說為數甚多，但由於屬自費診療，厚勞省並無法掌握實際次數，也不十分清楚發生糾紛的總數。

依據一項可當作參考數據的全國性消費者生活中心資料顯示，牙科醫療糾紛的諮詢案件，一九九六年約有六百六十件，二〇〇四年有一千二百三十一件，二〇〇七年有二千一百四十件，二〇〇九年急速增加到二千七百四十七件，十五年內增加了四．二倍。這些諮詢案件包含植牙糾紛，其中也有許多案件發展到提起訴訟、對簿公堂。

當中有關植牙的部分諮詢如下：

❶診療室未具備滅菌設備令人不安，所以向醫生交涉改裝假牙，結果對方表示一切已準備就緒，事前才變更治療的話須收取相同費用。

❷到路邊的診所接受植牙治療，沒想到一個月後就鬆脫了。

❸原本說好二顆五十萬日圓，但後來竟然要求八十萬日圓的治療費用。

醫療記者油井香代子，在一九九九年三月上市的『女性SEVEN』週刊所投稿的連載文章中便指出，「植牙技術十分困難，全日本真正能夠執行的醫師僅一千名左右，每一百位牙醫只有一人擁有這項技術」。

植牙治療始於一九七七年，當時幾乎不為人知。就在保險差額徵收制度廢止隔年，植牙便取代可以賺錢的制度成為搖錢樹，許多牙醫認為有賺頭於是前仆後繼。另外『女性SEVEN』裡還有這麼一段記載：

——更有支付了二百萬日圓植牙治療費，結果手術失敗疼痛不堪，顎骨發生骨髓炎，下場淒慘的案例。當事人在醫院住了半年左右，醫師也不打算歸還治療費，最後不得已只好對簿公堂。

「日本的植牙治療，比起世界一流技術還晚了一、二個世代。」據說有許多植牙醫師都有這種體認，二〇〇七年終於在東京發生了令人擔憂的死亡事故。該名醫師在警方取得同意後被帶往最近的警察單位，訊後請回起訴。依據牙醫同業所言，這家醫院似乎陸陸續續進行了不符合醫療常規的治療。自這件事故以來，齒科糾紛逐漸廣受報導，社會大眾開始正視這些問題，過去不曾致死的事故，以及因為這些事故所引起的訟訴更是層出不窮。

二〇一三年六月十五日出版的『週刊DIAMOND』，特別報導了「牙醫的另一面」，其中便有刊載下述內容。

——依據日本齒科醫學會的調查，在個人診所施行植牙治療發生糾紛的比例竟高達六十・八％。其中多為植體周圍炎的問題，還有搖晃、脫落等支台的問題（中略）。

另有報導指出，絕對嚴禁的重大糾紛發生比例為二十四・五％，除了神經麻痺、上顎洞炎之外，更有植體掉入上顎洞而引發後遺症的案例。患者因為高齡的關係，骨頭較薄，應骨質重建後再行治療，有些案例卻忽略此步驟而直接進行植牙，或是強行在薄薄的骨頭上植入植體，結果造成顎骨黏膜破裂引起發炎，使得植體掉入顎洞內。切削骨頭時可能會傷到神經，植入植體時則可能會壓迫神經，造成神經麻痺，所以損傷神經的事故也是時有所聞。

為什麼植牙治療的糾紛層出不窮呢？可歸納出四點原因：

❶廠商主辦的講座過於草率。

❷未依照標準治療步驟隨意進行治療。

❸競爭激烈使得技術不純熟的植牙醫師愈來愈多。

❹患者知識不夠、了解不足。

日本牙科大學直到最近才開辦植牙課程，過去牙醫皆是透過學會或廠商辦的研討會學習技術。許多牙醫會參考前輩的技術，或是自創治療方式，再加上具有醫學根據（實證醫學）的植牙標準治療規定尚未確立，因此任性的半調子治療方式才會如此橫行吧？

除了植牙糾紛之外，還有一個牙科醫療訴訟的問題點，就是**諮詢窗口僅有國民生活中心以及消費生活中心，日本齒科醫師公會並未設置客訴諮詢窗口**，但糾紛如此層出不窮，醫師公會應展現誠意對談才是。

信任牙醫的藝人們

演藝圈中，植牙的歌手、藝人、演員、落語家、主播為數眾多，他們紛紛表示「裝假牙沒辦法唱歌、不方便說話」。

有位植牙的歌手名叫都晴美。我很愛聽演歌，從她出道起就是她的忠實粉絲，最愛聽『少女山茶花是愛情花』、『眼淚的聯絡船』、『喜歡的人』這幾首歌。她在二十多年前植牙，還植入好幾顆，剛出道便一直支持她的我感到十分憂心。我曾在廣播節目上聽到有人問她為什麼要植牙，她本人回道：「因為戴活動式假牙沒辦法唱歌」，而且聽聞花了不少費用。但是我很明顯能聽出她歌聲中少了迫力，心想會不會是上了年紀的關係？後來她屢屢身體不適，經常生病，還曾經宣布退出歌壇不再演唱。

雖然忘記歌唱的金絲雀回歸歌壇，舉行了重返歌壇演唱會，不過霸氣全無，感覺她的聲音完全出不來，更聽說她的氣管與喉嚨生病了。觀察她的聲音以及關節的動作後，我擔心或許她的耳朵和眼睛也不太健康了。

植牙會帶給身體不良影響，其中一種就是導致關節機能失調。

我很尊敬的一位作家，坂口安吾在他的著作中便寫道，「人類講究精神、內涵，但也不能輕忽肉體」，這句話說的一點也沒錯。

都晴美自己以及為她動植牙手術的牙醫，大概都不認為發不出聲音的其中一個原因「其實與植牙有關」。雖然以下只是我個人不負責任的推斷，但若能讓技術高明的牙醫裝設合適假牙，或是配製活動式假牙後妥善配戴的話，還是能夠具備一定的演唱水準。如果能這麼做的話，我認為她可以更加活動自如，聲音也能出得來，更不會罹患肺部或喉嚨疾病，也能大快朵頤、一覺好眠。牙齒拔掉後無法再長出來，所以千萬別聽信「趁現在骨質密度還夠，把牙齒拔掉」、「不拔牙會得癌症」、「不趁現在拔掉會變得很嚴重」等誹語，輕易將一輩子寶貴的牙齒拔掉了。

直到今日，每回在電視上看到她唱歌的樣子，依舊令人深感痛心。

還有一位藝人也很令人宛惜，那就是立川談志。這位天才落語家在二〇一一年因喉頭癌去世了，自己在個人隨筆中曾經寫道，植入了不少顆植牙。

聽說某位牙醫告訴他：「既然身為落語家，沒有牙齒也無妨，而且植牙很危險，千萬不能植牙」，但另一位牙醫則跟他說：「那是老掉牙的觀念，現在植牙就像自己的牙齒，可以很自在地說話、吃東西」，談志選擇相信後者而植入植牙。但是依照他的情形，只要請技術高明的名醫為他裝置精巧假牙，應該就能照常談話。再加上他還是位原本就不適合植牙治療的糖尿病患者，那名牙醫理應了解**成人病**、**糖尿病**、**高血壓**、**牙周病**、**七十歲以上的老人禁止進行植牙治療**。因為一旦罹患這些疾病，就會因氧氣不足危及手術，但是為何竟做了手術呢？

立川談志於一九九七年因為喉嚨不舒服動手術時，發現疑似癌症，十一年後於二〇〇八年因罹患喉頭癌發聲有困難，自此幾乎不再登上高座演出。植入顎骨深處的植牙，不可能不會對喉嚨造成巨大影響，我推測喉頭癌的發生與植牙有關。我的一位醫師朋友便表示，「不能否認植牙有致癌性，以及導致骨質疏鬆症的風險」。

如果認為人生雖短，充實即可，那我也無話可說。談志在七十五歲去世，除了他以外，另有數位落語家植牙後仍以「終身演出」為傲，究竟這些落語家可以活力十足地演出到幾歲，就讓我持續密切觀察下去。

靠黑心的高明手法日進斗金

接下來，要公開某知名植牙開業醫師操作的黑心手法。這種手法被寫入一本解說如何推薦植牙治療的牙醫專用參考書中，由知名的醫學書專業出版社出版販售。

書中描述，他認為一開始「最重要的就是取得患者信任，要用開朗的笑容迎接患者」，這樣做非常好，也是身為牙醫最基本的一環。然後闡述了治療的基本方式，「為了避免牙齒破損，盡量切削得小一點」，這點也十分正確，但是接下來卻發展成下述這樣。

「不過最後的覆蓋物盡量使用優質材料，做得大一點、堅固一點」，還附上X光照片以及覆蓋物做說明。乍看之下好像是正確的記述，不過另有蹊蹺。

這話的意思是，「柱子做成小小一支，再覆蓋上大大的屋頂（覆蓋物）」。也就是說，就算將柱子＝牙柱心做得很堅固，一旦破損便無法使用了，這樣真的很糟糕。而問題並不是出在柱子，是在於將屋頂變大之後，負荷變重，這柱子還能撐得長久嗎？

原理如同耐震構造，原本在治療牙齒時，就應保持柱子（牙柱心）的堅固，有時還會建造得大一點，而屋頂（覆蓋物）則在必需的最小範圍內為佳。這點道理應該連小孩子都明白。然而將屋頂蓋大一點的話，總有一天柱子會逐漸崩壞（腐壞），或因搖晃而脫落，事實上這就是他的目的。然後令人震驚的話語接著出現，「當柱子（牙柱心）壞了之後，再順水推舟推薦植牙。」他這樣教導。

總之，不要讓牙齒馬上不能用，而要逐漸讓牙齒不能咬，再告訴患者考慮植牙，**也就是「非刻意」，但終究會達到將牙齒拔掉比較好的暗示目的**。說穿了，這技倆完全是建立在設想周密的「信賴關係」之上。其他內容就是不斷重複須認真學習植牙知識、每日修練治療技術。說穿了，他所分享的內容根本就是培養準植牙患者的手法。先取得患者信賴，然後再進行總有一天會失敗的治療，等牙齒不能用了，再誘導患者植牙……這就是吸金的如意算盤。面對不會致死的蛀牙或牙周病不用心急，最終能順利將牙齒拔掉的牙醫才算贏家，完全是誘導患者植牙的高明手法。

順便告訴大家，一般會將柱子（牙柱心）稱作牙釘柱，使用金屬、玻璃纖維、塑膠等材質，治療過程費時費神，然而很現實的是，這種治療技術在保險制度下幾乎連個邊都沾不上。

植牙治療背後的陷阱

❶過度咀嚼的缺點

植牙的其中一個陷阱，就是過度咀嚼。

「確實固定於顎骨上，所以不會搖晃，咀嚼起來就像自己的牙齒一樣。」這句話是牙醫在推薦植牙時的慣用句。的確，只要不會從顎骨脫落，就能充分咀嚼，不過這個「充分咀嚼」正是問題所在，因為很可能會超越充分的程度，變成過度。也就是過度用力咬合到「咬牙切齒」的程度，所造成的不良影響將遍及全身，十分危險。

前來我診所的「植牙難民」，**他們的牙齒很多都是因植體強烈衝擊而損傷，不知不覺中使用強勁力道過度咀嚼食物，導致充分咀嚼變成一種危害**。比方說，植牙可以咬掉蘋果，也能咬掉牙骨質。人在咀嚼時，每顆大臼齒每次承受五十～六十公斤的巨大力量，植牙的力道更甚於此。假設我們一天咀嚼一千次以上，一年內就會咀嚼高達三十六萬五千次。與植牙相咬合的牙齒，每次咀嚼都暴露在強大衝擊力之下，結果隨著時間流逝，便會損傷而出現破損與缺損，或是出現搖晃現像。植牙咀嚼力道突出且強勁，不僅對向的牙齒，連旁邊保留下來的牙齒也會受到影響而出現搖晃，造成其他牙齒的負擔，進而破壞整口上下二十八顆牙齒咀嚼力道的平衡，咬合也會發生些微失調。俗話說「過猶不及」，過度的部分正是植牙的咀嚼力道。咀嚼就像是為了身體健康去散步，但是散步太久就會導致腳痛。

「原生牙齒」非常偉大，因為存在於牙齒與顎骨之間的牙周膜，可吸收並緩和過度咬合的力道與衝擊。許多運動選手或腰部受傷的人，大多已經沒有牙齒了，這就是因為咬合力道過強的關係。順帶一提，那位偉大的王貞治選手，他的牙齒之前曾因咬合過度出現搖晃的情形，不過全都是原生牙齒。除此之外，若有醫生告訴你「手術後當天可以咀嚼」，那他一定在說謊。植牙後需要一段滿長的時間，骨頭與植牙才能結合，下顎需要二個月、上顎需要三個月。「今天晚上就能大快朵頤囉！」千萬別被說出這種話，建議你當天動手術的牙醫給矇騙了。

坂口安吾說過這樣一段話：「學問是有限度的發現，不了解這個道理就白作學問了，無論再有知識都是枉然。無法有限度的發現，作學問便一點意義也沒有。」

做人，最重要的就是知道限度在哪裡，所以牙醫與患者皆必須了解自己的限度。

❷真的能用一輩子嗎？

植牙的其中一個賣點，就是**「可以用一輩子」，相信的人或許很多，不過那是騙人的**。

即便醫師技巧高明，植體本身十分穩固，但是口腔內沒有保持乾淨的話，覆蓋在植牙上的牙齦就會得牙周病而發炎。當細菌侵入顎骨裡，侵蝕支撐植牙的骨頭，導致搖晃，植體就會脫落。所以術後必需每天刷牙與保養，疏於保健的話，最糟糕的情形是比天然牙齒更早脫落。但是植牙後，有時會因為各種因素導致不容易自覺或發現牙周病，造成症狀逐漸惡化。

植牙治療真正開始推行的時日尚淺，坦白說，就連牙醫也不清楚可以使用多久。而且在這個牙醫過剩的年代，沒有一家診所敢保證手術後不會關門大吉，或是牙醫不會因為上了年紀而停業。

還有一個很重大的陷阱。

植牙內部有小螺絲等零件，倘若這些零件的供給斷貨了該怎麼辦？植體發生問題時，想要更換零件也沒有庫存品，還得擔心發生廠商破產、停產、停止進口等緊急狀態。**而植牙廠商為數眾多，全世界卻沒有統一標準規格**，事實上各家公司每隔幾年就會推出改良產品。螺絲這類的零件，即便同一家廠商的產品也無法共用，這問題比植牙能否用一輩子，更應事先考量清楚。

使用植牙咀嚼時，植體疲勞會累積在內部，所以就物理面而言，總有一天會故障是避免不了的，聰明的人就不會相信可以用一輩子。

另外在植牙醫師的官網上，一定會告知保固期間。甚至連一顆七萬日圓的超便宜植牙，也大肆宣傳「保固三年」，這點應格外注意。免費保固理應涵蓋術後這幾年，但是鐵定找不到可以保固十年的診所。對患者來說，永久保固當然最為理想，不過這種事情不可能發生。而且植牙治療後需要保養。保養一般來說每年需要二至三次，不過也有醫院要求高齡者每個月保養一次，其實這種術後保養也能讓牙醫大賺一筆。

保養時會透過CT或X光攝影確認植牙狀態，進行口腔內的清潔以及刷牙指導，有時這種保養費用會收取二萬~四萬日圓。然而在成本方面，X光照片一張才五十日圓左右；口腔清潔會交給齒科衛生士，這方面的成本等於零。而且術後保養短時間就能完成，所以植牙醫師才會笑到合不攏嘴。

❸少了牙周膜而缺乏緩衝避震的問題

牙齒是纖細的感覺器官，植牙就像是沒有軟墊的椅子。植牙最嚴重的缺點，就是缺少牙周韌帶，而且也無法自行產生。大學目前正在著手研究，不過似乎頗有難度，目前仍無法開發出來。人類的身體到處都有薄膜，腹部有腹膜，胸部有胸膜，頭部有蜘蛛網膜，大腦有髓膜，骨頭有骨膜，鼻子有黏膜，耳朵有鼓膜，眼睛有視網膜，牙齒有牙周膜，子宮有處女膜，全身各處都有薄膜的存在，因此「人類就是薄膜」這句話十分貼切。

埋在骨頭裡的牙周膜屬於感覺器官，十分神奇，在牙齒與顎骨之間擁有緩衝避震的功能，這種組織既強韌又纖細，具備感知器的作用，厚度約〇・二至〇・三公釐。牙周膜甚至可以察覺愉快的感覺、不愉快的感覺、危險信號，將既微妙又複雜的信號傳送過來，而且還具有再生能力，十分了不起。咀嚼食物時，可發揮承接衝擊與壓力的作用，衝擊與壓力再經由牙周膜傳達至大腦與全身。缺少牙周膜，便無法了解口感以及牙齒觸感這類的感覺。而且牙周膜也與耳朵、眼睛、鼻子、頭部、脊椎骨的知覺相連接，屬於將咀嚼時機傳達至大腦的感知器，也是使牙齒與牙齦附著在一起的強力結合組織。

但是植牙是植入骨頭的假牙，並不具有牙周膜，這會造成非常嚴重的問題。缺少牙周膜會如何呢？將會咬合過度。不僅感覺不出口感與牙齒觸感，更不懂得拿捏咬合力道，所以咬合時會用力過度，結果將帶給大腦莫大衝擊，長時間下來大腦會疲勞。想當然爾，除了植牙以外的牙齒，以及植入植牙的顎骨，恐怕全身都會出現不良影響。許多老年人十分困擾的生活習慣病就是膝蓋疼痛，這是骨頭與骨頭之間具緩衝避震功能的骨膜減少後引起的現象，如此可明白緩衝避震有多麼重要。缺乏牙周膜的植牙，就像赤腳穿鞋一樣。

這樣你還能把「就像自己的牙齒一樣」這句話當真嗎？

Chapter

5

堅持不拔牙治療

牙齒出問題會影響身體健康

德國宗教改革家馬丁路德有句名言：「即便世界明天就要毀滅，我仍然要種下一棵小蘋果樹」，站在一個醫生的角度，我則想大聲呼喊：「即便如此，我還是要保留牙齒」。

如果沒有牙齒，根本無法品嚐美味的蘋果；有了牙齒，才能擁有大快朵頤的樂趣，透過咀嚼，才能衍生活力刺激大腦健康生活下去。長壽姐妹金銀婆婆雖然沒有牙齒也能健康長壽，但是有牙齒總好過沒有牙齒，人生才會快樂。只是很多人輕忽牙齒的重要性，認為「牙齒出問題不會死人」。

牙齒是種神奇的感知器，可辨識食物傳達至大腦，但是包括植牙，所有的假牙皆不具備這種感知功能。所以假牙愈多的人，吃東西愈嚐不出味道，遠不及自己的牙齒。在醫學進步之下，更發現牙齒具有驚人的功能。

牙齒除了可以經由咀嚼磨碎食物，與唾液混合之外，**還具有活化大腦血液循環的功能**。活動顎骨咀嚼時，新鮮的血液可供給至大腦，使腦內血液循環變好，大腦細胞完全吸收到營養後，掌控全身運作的神經就能積極動起來，帶給身體良好的影響。而且研究結果也顯示，充分咀嚼會使唾液大量分泌，唾液分泌後內含的回春荷爾蒙有助抗老化，而唾液也是使口腔內保持清潔的神奇消毒液。

嚼口香糖可以預防打瞌睡。在高速公路上開車的駕駛經常嚼口香糖，這是因為透過咀嚼可以輸送新鮮氧氣活化大腦，才能趕走睏意。改善大腦血液循環活化大腦之後，也能預防失智症，而且經由咀嚼的動作，還能使表情更加豐富。

此外，七十％以上的頭痛，都是因為咬牙切齒導致肌肉緊繃的關係。目前已知咬合不良會引起頭痛，「重聽」或「視力不良」也都與牙齒息息相關。說不定過去許多被診斷為「原因不明」的國民病，舉凡「頭痛」、「肩膀痠痛」、「腰痛」、「異位性皮膚炎」這類疾病都與牙齒有關，這樣因果關係豁然開朗的一天或許終將到來。

牙齒不只是單純的咀嚼器官，更是一種會造成健康以及身體機制莫大影響的臟器。為了避免失去如此重要的臟器，每天仔細刷牙尤其重要，畢竟只有靠自己的牙齒才能享受大快朵頤的樂趣。比起其他臟器，我們往往容易疏忽牙齒，希望大家能再重新認識這些無可取代、彌足珍貴的器官。

我一直提醒大家珍惜牙齒，除了因為植牙事故層出不窮之外，我雖然也認同「牙齒出問題不會死人」，就算沒有牙齒，只要東西夠軟，動動顎骨還是能夠吃東西，但是這樣人生就太無趣了。無法大快朵頤、維持精力、開口大笑的話，人生未免太乏善可陳，所以不要輕易將牙齒拔掉，更不希望大家為了植牙治療賭上性命，這是愚不可及之事。

從平安時代開始的日本牙醫治療史

日本的牙醫治療史始於平安時代，以拔牙與裝假牙為主，傳承至今，依舊是動不動就拔掉一堆牙齒。當時在牙科技術不發達的環境下只能「拔除、切削、填補」，再加上「保存治療之保險報酬低廉」的迷思，近來更有「牙醫不具備保存牙齒的技術」、「不保留牙齒的牙醫才能賺錢」等情形，使得問題更加複雜化。

從古至今，發生蛀牙或牙周病後，一直堅信在惡化前盡早將牙齒拔掉的治療方式最為理想，這也成為拔牙慣用的理由之一。過去牙科醫療的治療方式不成熟，一提到蛀牙或齒槽膿漏就只能拔牙，不過最近治療技術發達，牙科治療的常識開始起了新變化，現在即便蛀牙也要盡可能將原生牙齒保存下來。一直到數年前，厚勞省對於蛀牙的看法都是「每顆蛀牙都不能錯放，應好好治療」，不過現在則改變方向變成「視情況進行預防處置，並盡力指導刷牙方式」，不過與這種時代主流醫療相背馳，馬上切削、拔牙的牙醫依舊屢見不鮮。

說到牙齒的治療，因為不會危害性命，總在不知不覺中置之不理，等到痛起來了才急忙跑去找牙醫，然後拜託牙醫緊急處置，先止痛再說。結果才會有很多人在牙醫的話術糊弄下，抽掉神經、鑽掉牙齒，最後整顆牙被拔掉，甚至嘴裡塞滿假牙與填充物。明明是輕微的初期蛀牙，牙醫卻進行切削或拔牙的治療，其實是因為在日本的保險診療報酬當中，「切削」、「拔牙」這類的處置保險點數高，對牙醫較為有利可圖。

相反的，將侵入牙齒內部牙髓（神經）的蛀牙清乾淨、消毒、填補的保存治療很花時間，可是保險點數低，等於將牙齒保留下來的保存治療根本賺不到錢，因為除了「切削」、「拔牙」之外的診療報酬都被設定得非常低廉。

學生時代我一直被教導「身為牙醫將牙齒拔掉就是認輸了」，所以我將保存牙齒視為終生目標。在大學上了六年的課之後，想要專研「保存學」，後來考進研究所花四年時間研究齒內療法學，動機就是「立志成為不拔牙的牙醫」。拔牙對牙醫而言是很可恥的一件事，這麼做就不配當一個專家，所以我暗自咬牙，不受植牙誘惑，致力於將牙齒保存下來。

「唉，這麼努力根本划不來，不如放棄這種不合時宜的堅持，乾脆拔掉還落得輕鬆……」其實這種念頭從未消失過。不過在背後鼓勵我的，就是那碩果僅存的專家自尊。即使我疲於保存治療快要不支倒地，也還有「就算從事齒內治療的牙醫只剩一人，我還是要堅持將牙齒保存下來」這個念頭支撐著。

多數牙醫以效率為優先

據說牙科患者與醫科相較之下，轉院比率較高。

這是因為患者任憑牙醫處置，即便感覺不適也不敢說出口，患者的無知，強迫推銷植牙等高價治療，治療結束後回避責任之下造成的後果。現實中乘人之危，誘導患者進行可圖利之治療，以效率為優先的牙醫愈來愈多，因而產生最近像逛街一樣走遍數家牙醫診所的牙科難民。

原因便出在保險診療費低廉，這已經說明過好幾次了。所以多數的牙醫會傾向進行自費的昂貴植牙、牙齒美容（美白）、齒列矯正等，不從事費時保存牙齒的棘手治療，便將牙齒拔掉。以美白牙齒為例，打出一萬日圓的便宜費用為誘餌吸引客人，再誘導客人進行全瓷牙冠（將牙齒磨小後覆蓋上白色陶瓷）等等的高價治療。因為牙醫的損益計算，就是治療所花費的時間與治療費之間的平衡。

牙醫得等患者張開嘴巴才能作生意，假設初診費用為二千三百四十日圓，拍攝每顆患部牙齒的X光照片一張為四百八十日圓，初診時大小照片各拍一張的話，就能賺進四千日圓。順帶一提，三一一之後，許多人擔心X光照片會幅射感染，先不論CT，其實一般牙科的X光與日常生活中在戶外所照射的放射線劑量，幾乎相去無幾。

不拔牙而將牙齒保存下來的根管治療與齒內治療，過程困難又費時，考量到效率的話，真的很划不來。相較之下，拔牙僅需一次作業就能完成，所以牙齒才會這麼輕易被拔掉。此外還有保險診療以效率取勝的現象。每一項治療都有規定的點數，全日本都一樣，不會因牙醫或醫療院所而有所不同，牙醫須每個月彙整診療請款單，再向「社會保險診療報酬支付基金」請款。

若初診的輕微蛀牙、牙周病、定期檢查，共有四名患者使用保險診療，另有六名患者使用自費診療前來看診的話，診所就一定能賺錢，但是每天狀況不一，很多時候十名患者都會使用保險診療。牙醫門診也和餐廳一樣，每個月總有幾天會因為天氣不好，來客數下降。使用保險診療的話，**無論費時將工作做好，或是隨意偷工減料，費用皆一致，患者也分辨不出治療好壞**，因為無關技術優劣，費用都一樣。日後若因此出現搖晃、脫落、疼痛等症狀時，再用「沒想到惡化得這麼嚴重，要再好好治療了」這類說辭，將偷工減料敷衍過去即可。

技術好不好就看根管治療

只有齒內治療可以清楚看出牙醫的本事。細管狀的根管位在牙齒內側，裡頭有神經以及血管通過，整體便稱作牙髓。所謂的根管治療，就是去除受蛀牙菌侵蝕而損傷的牙髓，擴張根管，清理乾淨後放入填充劑填補起來的治療法。不拔掉牙齒，只去除患部，保留牙齒組織，所以患部會消失，等骨頭再生後就能當作牙齒使用。

根管也屬於齒內，我們同樣稱作齒內治療，不過這種治療非常困難而且費時，所以沒有技術的牙醫不敢動手，理所當然，滿腦子只想賺錢而以效率至上的牙醫，更不會進行這種治療方式。

有時蛀牙會造成牙髓發炎，牙髓炎則會出現劇烈疼痛。而且發炎症狀惡化下去的話，牙髓會壞死並在齒內產生氣體。牙髓受到堅硬象牙質的保護，所以氣體的壓力會引發陣痛。膿以及氣體設法排出時，將造成骨頭破裂，最後骨頭受到破壞，牙齒就會產生空洞。一味忍耐牙痛的話，牙齒不久後會溶解，支撐牙齒的骨頭也會溶解。若是演變至這種程度，拔牙是最快速的解決方式，這是過去習以為常的治療方法。

牙齒的構造（遭蛀牙菌侵蝕時）

將象牙質切削掉，從上面插進約0.1公釐的針到根管裡進行治療。

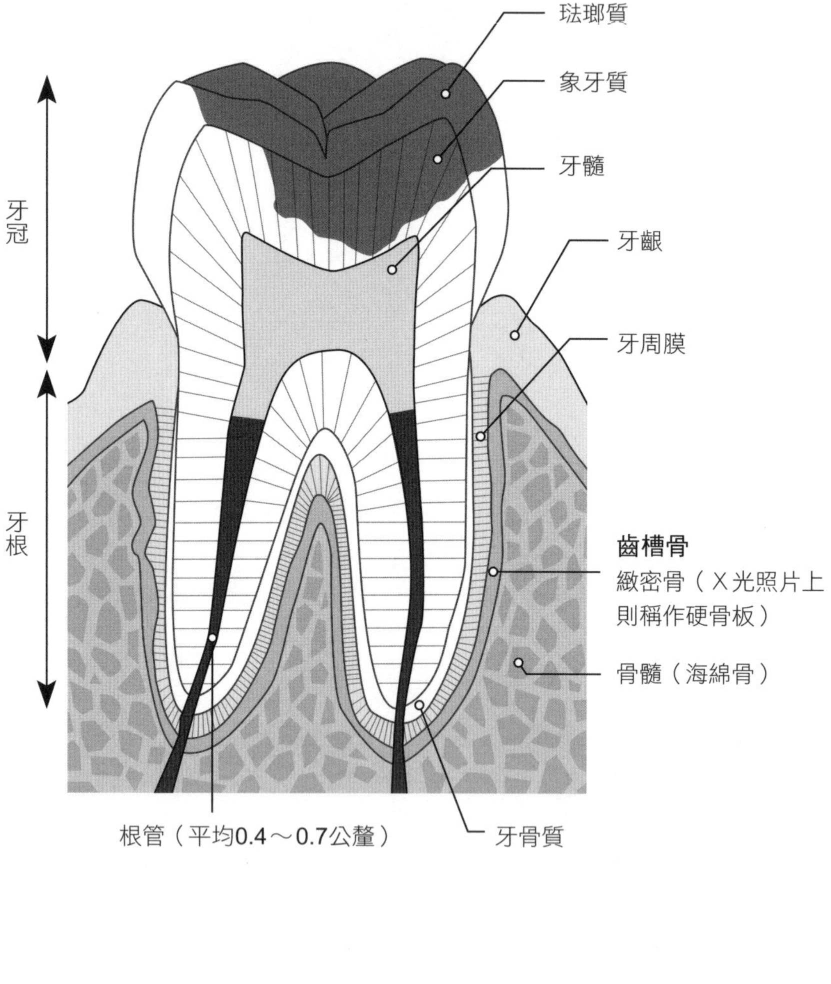

蛀牙的進程與自覺症狀

進程1

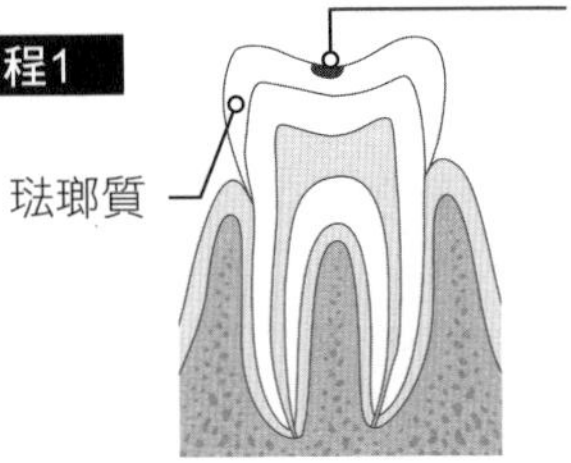

自覺症狀：無痛感。
狀態：蛀牙局限在琺瑯質。
治療：保留神經，僅去除蛀牙的部分後再填補。無須麻醉也不會疼痛。

進程2

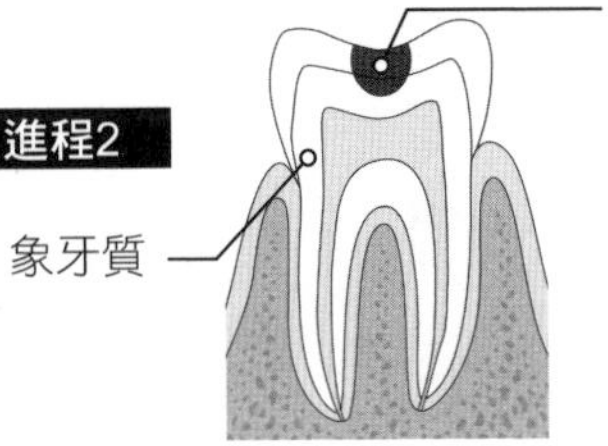

自覺症狀：吃甜食或冰冷食物會感覺酸痛。
狀態：蛀牙擴大至象牙質。
治療：保留神經，僅去除蛀牙的部分後再填補。治療時必須麻醉。

進程3

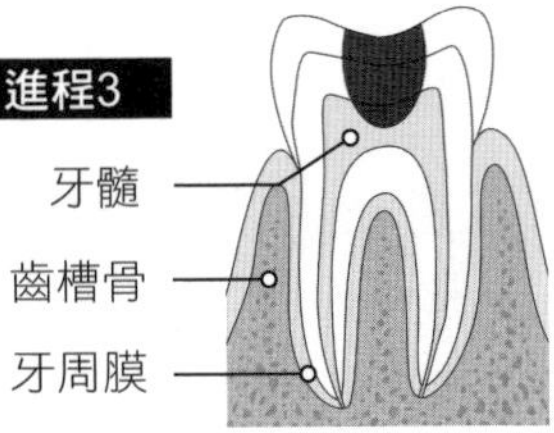

自覺症狀：吃熱食會感覺酸痛，吃下冰冷食物就會好轉。接下來什麼都沒吃也會出現陣痛，咀嚼卻不會痛。若症狀再惡化下去，疼痛會消失，不過一咀嚼就會痛。到了這個階段，代表牙髓已經壞死，根尖部至牙周膜全都已經發炎。
狀態：蛀牙擴展到牙髓，導致牙髓炎。
治療：抽掉神經再補起來。

進程4

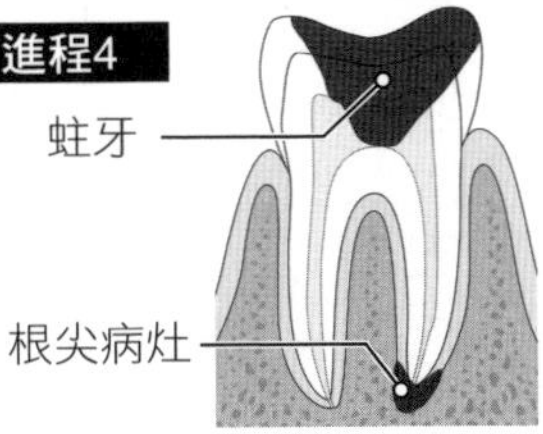

自覺症狀：會卡住食物。雖然不會疼痛，但是食物只要塞住牙髓腔就會疼痛，牙齦也會腫起來。
狀態：牙冠已經崩壞。
治療：大多會將牙齒拔掉，再視琺瑯質殘存量，進行根管治療後再補起來。

但是技術好的牙醫不會拔牙，而會選擇根管治療。我也是其中一人，但是這並不像嘴巴上說得這般容易。由於對象是遊走在小小的牙齒內部，宛如迷宮似的細小根管，所以將受到侵蝕的牙髓去除乾淨並不容易。這種治療方法須將神經慢慢去除掉，相當費時。

治療時會使用根管擴大針這種纖細器材，將患部的膿以及受汙染的神經去除掉，同時使用直徑〇．〇五公釐至〇．一公釐的針來擴大根管。接下來再將根管內部消毒殺菌，利用屬於樹脂之一的Gutta percha point等填充劑補起來。如此將根管清理乾淨並清毒，便稱作根管治療。牙齒補好後，就能使牙周膜以及骨頭的血液與組織液循環恢復正常。這種方法符合人類生理機制，所以這種治療方式（不拔牙）需要高度技術。縱使醫生會拔牙或植牙，但是單純進行齒內治療則屬於牙科個別的專科領域。問題在於無法進行齒內治療，或是如字面所示「無恥＝無齒」的牙醫愈來愈多，許多牙醫捨棄了自尊與驕傲且毫無愧色。

我還研究出獨創的治療方法，運用Super-Bond這種黏著力優異的藥劑，來治療牙齒破損、裂痕、龜裂。

齒內治療是一種當蛀牙惡化到嚴重程度，甚至連牙髓都受到腐蝕時所使用的技術，牙醫只要願意細心治療就做得到，是個棘手繁瑣的高階手法（技術），患者一時間很難了解醫生做了什麼努力。再加上高度技術的齒內治療保險診療費比拔牙低廉，所以說實話，已經愈來愈少牙醫願意從事這種吃力不討好的治療。

根管治療可說是不拔牙治療最具代表性的一種方式，所以如果上診所被告知「要拔牙」的話，不妨向醫生詢問：「醫生，我聽說有種根管治療……」再視回覆，應該就能了解這位醫生的本事與醫德了。

牙周菌與蛀牙菌侵蝕的齒內治療

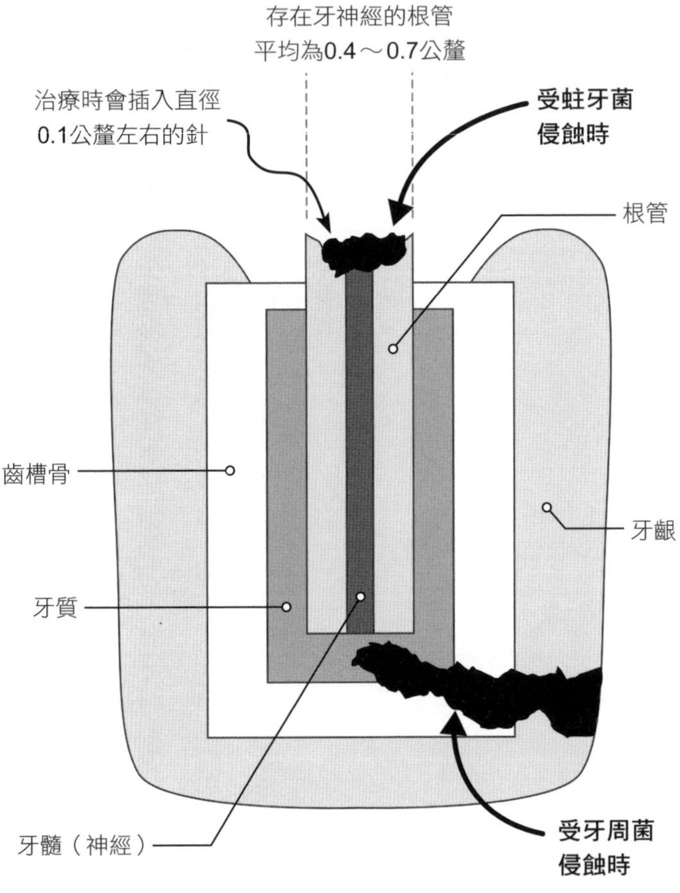

牙周菌是厭氣性細菌，不喜好氧氣，
會腐蝕牙齒（齒槽骨），侵犯牙髓。

蛀牙菌是好氣性細菌，喜好氧氣，
會腐蝕牙齒的琺瑯質，使牙髓腐爛。

根管填充流程

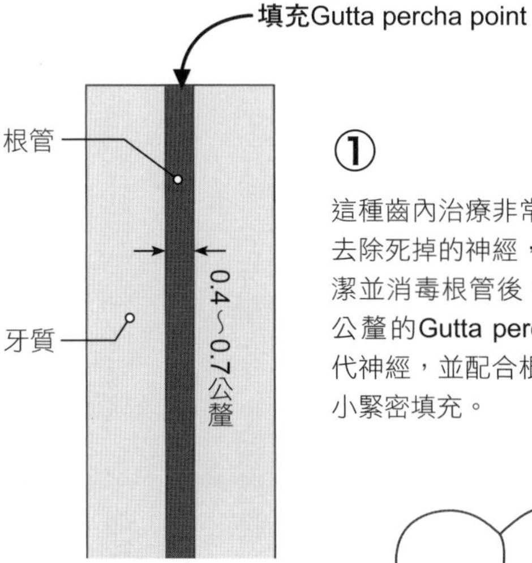

①

這種齒內治療非常繁瑣，必須去除死掉的神經，經過數次清潔並消毒根管後，以直徑 0.4 公釐的Gutta percha point 取代神經，並配合根管的粗細大小緊密填充。

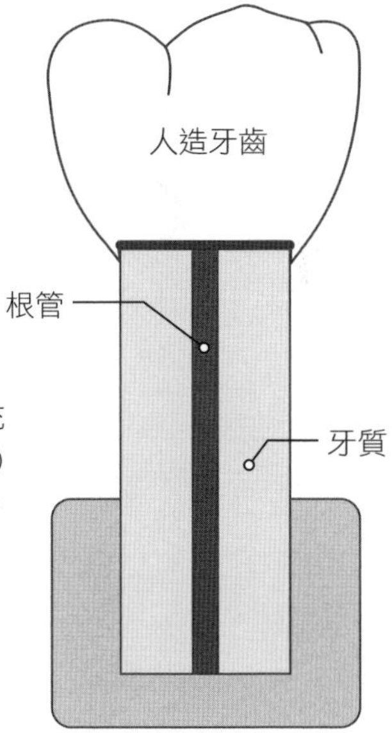

②

在根管內填入根管填充劑（Gutta percha point）後，再製作假牙裝上去。

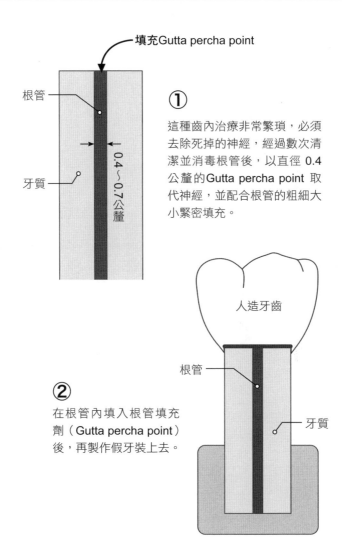

別太相信牙科大學附屬醫院

接下來想為大家介紹一下大學附屬醫院。

牙科分為「口腔外科」、「保存科」、「補綴科」、「矯正科」、「放射線科」這五種科別，其中「齒內」、「牙周」、「修復」等治療，在治療時會將牙齒保存下來不會拔牙。補綴負責「假牙」、「牙橋（大型覆蓋物）」、「植牙」等部分，矯正則處理齒列方面的問題。

以牙科大學為例，這些科別的合作關係極為不佳，所以患者會被這些科別推來推去，而且還會像後述案例中的H先生一樣，治療時經常由剛畢業沒幾年經驗的牙醫負責。這是每家大學附屬醫院的常態，只要上大學附屬醫院求診一定避免不了這種情況。我擔心的是，患者過於相信大學附屬醫院所做的一切治療，而牙醫也會有「反正吃公家飯」的觀念，濫用大學附屬醫院這個名號。雖不至於淪為實驗用的白老鼠，不過這種情形也相去無幾。

在大學的體制和組織下（還有身為教育機關的立場），容易陷入「見樹不見林」

這種視野狹隘的診療格局中。大學附屬醫院的價值，在於可進行開業醫師無法從事的高專業性治療，但反過來說，在封閉性與權威主義包圍之下，物以類聚的牙醫往往自恃甚高瞧不起患者，導致服務精神低落。

想要接受適合自己的醫療，最好還是在附近找到一位固定就診，與自己合得來的醫生。需要用到大學附屬醫院的設備與專業治療時，再請固定就診的醫生介紹轉診為佳。話說有許多患者，反而是在大學附屬醫院介紹下前來我的診所，接受二次醫療諮詢，可見現在已經不再是「大學附屬醫院＝完美治療」的時代了。

零切削，最新的保牙治療方式

到目前為止，已針對不拔牙的保存治療方式做過說明，接下來再為大家介紹最近陸續研發出不切削、不拔牙、不疼痛的最新保存治療方式。

一提到蛀牙治療，就會連想到「嘰——」這種令人心臟停止的鑽牙聲。很多人害怕這種聲音，往往忍到牙痛了才去找牙醫，但最近出現愈來愈多可視牙齒狀態，零切削、零疼痛的治療方式。舉例來說，「不切削」的其中一種治療方式，就是「Doc's Best Cements治療」，利用黏著劑內含的離子殺菌力為蛀牙殺菌，不用切削所以不會疼痛，治療時也不用抽神經。其他還有屬於外科保存治療的「牙齒移植」以及「再植」等技術。除了零切削的治療方式之外，也有「零拔牙的治療方法」，這是拯救牙周病以及牙齒破損方面的技術。這些技術涉及外科手術，屬於個人專科的特殊技術。

保存治療目前仍歸屬保險診療範圍，屬於專科治療，但據說最終還是會變成自費治療。其中之一就是「根管治療」。對於保存治療而言，這是項令人欣喜且正面的消息，這種治療牙齒神經、齒根的技術非常耗時且困難，所以變成自費診療對技術高明的牙醫來說是個好消息。雖說如此，全額自行負擔的自費診療通常比一般保險診療花費更高，有些治療方法甚至須花費十萬~三十萬日圓以上，所以並非人人適用。除非是想接受妥善治療而不在乎花費的人，那就另當別論。

日本是個重視安全性的國家，因此須自費而不納入保險的治療法，是因為尚無法證明其安全性與效果的緣故，所以接受新型治療方式皆請格外小心。每種治療方式各

最新的保存牙齒治療方式

（基本上屬於自費診療，其中有些項目也可以使用保險。）

● 零切削

治療方式	內容	優缺點	費用
美諦麟立溶（Carisolv）	不切削牙齒，使用藥水溶解蛀牙，再以專用器具削除。不適用於蛀洞小的蛀牙。	無須切削所以不會疼痛，可單純去除蛀牙／治療時很花時間。	**約二萬～四萬日圓**（無填充物的情形下）
Doc's Best Cements 治療	利用黏著劑內含的殺菌力為蛀牙殺菌。	同 3Mix 法，但步驟比 3Mix 法簡易／經過一年的觀察後再填入正式的填充物，所以十分耗時。	**約三千～二萬日圓**（無填充物的情形下）
3Mix 法	使用三種抗菌劑殺菌，待牙齒無菌後再蓋上覆蓋物。	技術困難，一旦失敗神經就會壞死。對藥物過敏的人不可嘗試。缺點是牙齒會變色。	**約二千～二萬日圓**（無填充物的情形下）
MTA 治療	利用黏著劑的強鹼殺菌力為蛀牙殺菌。	不會疼痛，可有效治療接近神經的蛀牙以及牙根。	**約三千～二萬日圓**（無填充物的情形下）

● 不拔牙、移植

治療方式	內容	優缺點	費用
根管治療	專科醫師以高度技術治療牙根內部。	能夠正確治療且成功率高／能夠完成這種治療的醫師為數稀少。	**約五萬～十萬日圓**（自費診療）
牙齒移植	拔掉自己的智齒移植到缺牙部位。	由於是原生牙齒，咀嚼功能比牙橋或植牙更好／拔牙與移植未同時進行時，無法使用保險。	**三千九百圓**（保險診療）
再植（牙根破損的情形）	拔掉牙根破損的牙齒，利用黏著劑將破損部位修復後再行移植。	牙根破損的牙齒也能保存下來／治療費時，技術依牙醫而異。	**約一萬～五萬日圓**

有利弊，妥善運用不必切削牙齒，若沒使用到昂貴覆蓋物的話，數千日圓至二、三萬日圓左右即可完成治療。其實還有很多日新月異的技術，只不過有些治療方式「並不推薦給大家」，所以有興趣的人請聽取牙醫完整說明後，再依據優缺點判斷即可。

牙齒庇護所案例

重聽的女士裝假牙後居然聽得到了

接下來想談談，實際經我看診的患者真人實事。透過她的案例，大家或許可以了解牙齒與身體其他構造如何息息相關。

四十幾歲的A女士，牙齒只剩右側上下顎共十四顆牙，十四年來一直辛苦地靠右半側上下顎牙齒吃東西。在我漫長的牙醫生涯當中，這還是第一次遇到只剩右側牙齒，左半邊卻一顆牙都沒有的患者。我為了製作左半邊假牙，請她短期一個月回來調整一次假牙，結果三個月後，她跟我這樣說。

「醫生，其實我因為突發性重聽，左耳近一年來都聽不見，有持續去耳鼻科求診，前幾天耳鼻科醫生突然問我：『發生什麼事了，為什麼你左耳聽得見了？』我想我偶爾會去整骨，做完療程後暫時可以聽見一些聲音，可能是這個緣故。但從來沒想過假牙會與聲音有關係，所以沒向耳鼻科醫生提起假牙的事。」

時至今日，我還是認為她耳朵聽得見，應該是裝了假牙的關係。曾有一位交情不錯的醫生這樣跟我說：「牙齒與耳朵、鼻子、眼睛相連接。所謂的上顎骨其實就是頭骨，所以我們也必須學點齒科知識才行。」

還有一位患者B小姐，近視非常嚴重。右眼視力模糊，到眼科求診卻被告知沒有特別嚴重的異常，即便如此，她還是到另一家眼科尋求二次醫療諮詢。結果這位眼科醫生大概是發現B小姐有點口臭的關係，於是請她「張開嘴巴」，據說醫生看了口腔狀態後十分震驚。因為她的牙齒幾乎全蛀成咖啡色的蛀牙了。

我為她拔掉左上顎後側只剩殘根的智齒，並持續治療缺損一半的牙齒，結果她右眼的視力模糊在拔掉智齒當下便好轉了，所以視力模糊有可能是牙齒造成的，不過這點並無法明確斷定。

牙齒庇護所案例

因為牙周病，醫生提出高額自費的拔牙治療

「年輕時牙齒很健康，所以不太關心牙齒，刷牙只有睡前那一次，可能是因為這個緣故才會導致蛀牙，使牙齒上出現了一個大洞。」居住在東京的五十幾歲稅理士（稅務代理人）A先生這樣表示。

A先生在事務所附近的牙齒診所接受過治療，牙周病惡化到牙齒出現搖晃的程度，「臼齒牙齦遭受細菌嚴重侵蝕，所以先拍X光照片，再來看看可不可以不拔牙。」醫生做了這樣的判斷。但是X光照片結果顯示，牙齒周邊的骨頭已經開始腐爛，牙齒也嚴重遭受細菌侵蝕。「為時已晚了，牙齒根部全都腐爛壞死，把牙齒拔掉吧！」牙醫這樣告訴他，A先生便也決定放棄而選擇拔牙。

接下來所採取的急救措施，就是鑽個大洞填入填充物，但大概是治療草率的關係，三天後填充物便掉了。向牙醫反應後，醫生表示「必須再做一次治療」，並告知他這是保險不給付的高額自費項目，需花費二十萬日圓以上。A先生難以置信，於是

幾天後來到我的診所。依照我的診斷，雖然棘手，但只要仔細進行齒內治療便無須拔牙，再將牙齦切開動個手術，骨頭以及牙周膜都能再生，所以牙周病是治得好的。

透過前一位牙醫如此草率的治療，可以看出兩件事。第一，神經腐爛壞死後的治療，因為診療報酬低廉，所以用草率的齒內治療來搪塞。第二，不具備費時詳盡治療的技術（本事）。**牙周病也是有可能不用拔牙，就能完全治癒的。**

類似A先生所罹患的牙周病，經大型廠商獅王公司調查數據顯示，三十～三十九歲的牙周病患者佔了八〇％，六十～六十九歲則佔了九〇％。因為唾液能沖洗牙齒表面以及牢牢黏附在舌頭上牙菌斑（食物殘渣），但分泌量卻會隨年齡增長而減少，所以四十歲以後牙周病容易急速惡化。如果牙醫有心，會盡可能不抽神經或拔牙；蛀牙的話則會切削掉最小範圍的牙齒，再填入填充物抑止侵蝕，這才是有良心的牙醫應該採取的治療方式。牙周病況會因人而異，加上既有的刷牙習慣，通常在年輕時並不會急速惡化。

牙周病是屬於慢性病，所以建議須每天刷牙，還有每半年看牙醫保健一下。或許其中有些牙醫為了業績，會建議患者每個月保養牙齒，其實沒有那個必要。

牙齒庇護所案例

某患者在大學附屬醫院的可怕經歷

到目前為止已為大家說明過各種牙齒醫療狀況，不過「百聞不如一見」，對大學附屬醫院及開業醫師的治療應對心生絕望，因而跑來我診所求診的H先生（五十三歲），我將他口述的經驗談寫成了文章，請大家看看。

當初因為缺了一顆門牙，才會前往那家大學附屬醫院。

我常去沖繩，很愛吃黑糖，三不五時會吃一些，但是某日我照常用門牙一咬，卻聽見咔啦一聲，一顆門牙竟被咬斷了三分之二左右。黑糖雖然很硬，但我壓根沒想到會咬斷牙齒。一開口缺牙便整顆露出來，令三十年來都沒看過牙的我只得找牙醫求診。心想大學附屬醫院的技術應該比較好……於是隨便上網搜尋，來到離家約一個半小時車程的T牙科大學附屬醫院。

醫院四樓為一般診療科，廣敞的樓層隔成小小的隔間，許多患者正在接受治療。負責我的是位年約三十~三十五歲的年輕女醫師，因為年紀輕，所以不禁令人有些擔心的想：「不知道會不會有問題……」

當天為缺損的門牙取模，再讓醫生裝上臨時假牙，二週後調整製作完成的假牙，接著再過一週才將正式假牙裝上去。治療到目前為止一切順利，所以另外向醫生詢問之前有點疼痛的牙齒。三十年前左下顎有二顆牙齒因為蛀牙抽掉神經，除了齒根之外幾乎全被磨掉了，「醫生，妳可以幫我先止痛，然後製作牙橋嗎？」我向醫生拜託。

結果女醫生跟我說：「我先幫你止住牙痛。不過這種狀態很難做牙橋，所以治療結束後請你去找植牙科談談。」那天就這樣結束了。後來，我又再次接受了抑制牙痛的治療，不過接下來的處置卻令我十分驚訝。女醫生治療完牙齒後，大概是處置過當，居然比之前更痛了。

「醫生，我很痛！」告訴醫生後她慌了起來，小聲詢問因實習而圍在我周圍的三名牙科學生：「像這種時候，G醫生都是怎麼處理的？」學生們告訴她：「都會用○○○喔！」

聽到他們的對話後我大吃一驚，臉都綠了。醫生居然向學生詢問治療方式……真叫人不敢置信。但是仔細想想她還年輕，推估從T牙科大學畢業不過四、五年而已。

對於經驗不足的女醫生而言，我就像用來磨練技術的實驗白老鼠一樣。好在最後向學生詢問了治療方式，終於止住了疼痛，當下我只想拼死從她的小隔間裡逃出去。接著女醫生的聲音從背後傳來：「我已經幫你聯絡好六樓的植牙科了，請你一定要去喔！」。對「植牙科」的事情我雖然半信半疑，但還是往六樓走去。

到了六樓我走出電梯，往走廊方向看去，盡頭處擺著長方形的簡易折疊桌，前面坐著穿著白袍的男士。

他一看到我便立刻用推銷話術說：「歡迎光臨，您是H先生吧？今天先來預約檢查日期吧！」一個人滔滔不絕地講著。說明的內容幾乎全與金錢有關，「植牙治療一顆六十萬日圓，H先生需要植二顆牙對吧？」從頭到尾完全是一副我已經決定要植牙的口吻。

令我在意的是，他看起來完全沒有醫療相關人員的氣質，簡直就像是看到前來參觀高價不動產的客人，想方設法說服客人購買的房仲業務一樣。在他單方面連珠快說之下，高齡者恐怕無暇判斷，很容易會被他的話術牽著鼻子走。我因此被嚇到而回絕了植牙。

這就是我在T牙科大學附屬醫院的親身經歷，或許是因為我運氣不好，才會碰巧遇到技術不純熟的醫生吧？

在這場宛如惡夢的經驗之後，朋友介紹我來到離家一站之隔的牙科醫院，為左下顎的牙齒裝置假牙或牙橋。這家診所的院長是七十三歲的資深牙醫，長年在此處開業，據說是一間會進行良心治療的診所。但很遺憾的是，院長已屆高齡，所以幾乎不再為患者看診，只會早晚到診所露個臉而已。

負責我的是位年約四十五～四十九歲，還算年輕的兼職牙醫，每週看診三天左右。我跟他說：「大學附屬醫院建議我植牙，不過我很害怕，請幫我做假牙或牙橋就好。」結果他笑著建議我說：「這顆牙只剩牙根還埋在牙齦裡，所以實在沒辦法做假牙或牙橋。植牙其實很安全，我已經為好幾位患者做過手術了，請務必考慮看看。」

這家醫院的院長因為高齡而不再親自診療，所以轉變成鼓勵兼職醫生進行治療圖利，有良心的醫院已經成為過去式。我很失望，「唉，這家也一樣，再找找其他診所吧。」於是離開了C醫院。三個月後，T牙科大學附屬醫院的女醫生為我裝置的門牙整個脫落，因此才會來到在網路上發現的斎藤齒科醫院。

究竟那間大學附屬醫院的治療是怎麼回事？在嘴巴裡胡搞瞎搞，不會處理的部分甚至詢問實習生如何治療，不僅治療不當，還造成患者不安，更回避保存治療而誘導進行高價植牙。

這就是我在大學附屬醫院親身經歷的診療實況。

Chapter

6

分辨好牙醫與聰明求診的方法

到處都有黑心牙醫

「患者應該沒辦法質疑牙醫所言吧……」長久以來，我在為「牙科難民」看診時，都會不時浮現這種想法。

初期破損、牙齒搖晃、牙周病造成牙齒腫脹、植牙後遺症……有些治療很棘手，有些則不然，不過大部分都不是牙醫束手無策的困難治療，只要花時間與精神仔細治療皆能痊癒，甚至連我這種不購置CT，也沒有顯微鏡的乖僻牙醫都治得好。不過多數牙醫都很厭惡費時治療，總是跟患者說「拔掉吧」、「植牙優點很多喔」，再以敷衍治療打發，使患部更加惡化。

不怕大家覺得我忠言逆耳，人人都在尋找有良心且技術高超的牙醫，老實說這是很困難的一件事，患者想要分辨牙醫手法優劣，根本難如登天。

當被牙醫告知：「這顆牙已經到了牙周病『P3中期階段的後期』，繼續下去只會反覆地又腫又痛，拔掉做假牙或牙橋是最好的解決辦法。」你會懷疑牙醫所言嗎？

身為牙醫，誘導沒有相關知識的患者其實非常容易，所以認為「到處都有黑心牙醫」的人並沒有錯，**建議可到二、三家牙醫診所看診比較過後，再選擇最符合自己期望的牙醫**，這才是聰明挑選牙醫的方式。

別一味相信媒體報導的內容

雜誌與書籍上充斥著「優良牙醫分辨方法」這類文章，但老實說，內容根本模稜兩可，看完無害無益沒有幫助。

舉例來說，文章內總寫著「會注視患者的眼睛，仔細聆聽的醫生」、「診所整潔」、「仔細為患者說明」等等，不過牙醫早知這些道理，為了給患者好印象，文章提及之事大家都在努力執行。所以單憑表達方式、醫院氣氛，並無法評斷牙醫的技術或人品。有些牙醫看似冷淡卻很有良心且技術優良，也有天生表達能力差，但卻對醫療滿腔熱血的醫生。在笑臉的背後，更有關心賺錢甚於患者的牙醫。

除此之外，書上還寫著「真正的名醫不打廣告、不做宣傳，因為有名醫在的醫院，靠口耳相傳就能招來許多患者」。就某部分而言確實說得沒錯，不過有些診所是因為地點好、交通便利，所以患者才會那麼多。有些牙醫是因為小氣而捨不得花錢宣傳；有些則是診所位在不起眼的地方，即使技術高超，還是得亮一下招牌才行。挑選牙醫的其中一項標準，就是「患者多的診所」，但也不保證這一定是優秀的牙醫，因為地點好的醫院通常也會生意興隆。

是不是名醫，從他治療方式的優劣就能看出，單憑地點、氣氛、患者數、設備等等根本無法作為分辨的依據，這樣只會讓患者愈來愈不知所措。文章內容大部分都模稜兩可，不適用於所有牙醫，所以最好不要囫圇吞棗一味相信。

一定要說的話，認真治療的牙醫，不會為了賺錢或效率至上而偷工，所以治療時間總會拉得很長。相反的，也有重視業績的醫生，每次治療一下便結束，利用增加治療次數讓患者一直上醫院報到。

對患者而言，不清楚什麼程度算是偷工減料，什麼程度又算認真治療，所以「牙科難民」至今依舊多不勝數。

不能被地點與裝璜氣氛矇騙

很多人選擇醫院都有獨到之見與標準，但在挑選牙醫時似乎不會如此考慮周詳。**牙醫業界有句玩笑話可一語道破業界實態：「牙醫首重地點，其二為笑容，第三靠技術」**，一針見血突顯出現實面。技術排第三，這對牙醫業界的實態形容得十分貼切，令人莞爾。

一般人選擇牙醫時，通常不清楚醫生的技術如何，一開始最常透過地點來尋找，因此這句話說的一點也沒錯。例如在公司附近、車站旁邊、居住區域，視方便性選擇醫院的人最多；朋友介紹、醫院外觀氣派、醫生感覺不錯、診療室明亮整潔等等，也可能是選擇齒科醫院的重點依據。不過首要條件還是地點。在沒有網路的時代，大部分的人會透過地點、電話簿、廣告、口耳相傳尋找牙醫，其中最一般的作法，就是到居住區域或公司附近發現的牙科診所求診。

如果是兒童居多的住宅區，週六、日也看診為必備條件，主婦們口耳相傳的好口碑幫助最大。

「B牙科診所的醫生人很好，小朋友在哭也不會沒耐心喔！」

「超市前面的S牙醫，年紀輕輕人又很帥耶！」

的確，面對難搞的兒童也能親切治療的牙醫，可能不會滿腦子只想賺錢，對於主婦來說，既然要去看診的話，當然還是帥哥比較賞心悅目。

似乎沒有人會在意牙醫的技術好不好。雖然不是全靠裝璜、親切度、容貌來選擇，但嚴格來說還是有這方面的傾向。重視牙齒的人，選錯牙醫的主因就是單憑便利性或裝璜氣氛，但事實上許多人選擇時還是首重地點，難道不是嗎？

選擇牙醫就像找另一半一樣

想要找到理想的固定就診醫師以及好牙醫，真的很難。遇到個性合得來、值得信賴的牙醫，就像尋找兩情相悅的另一半一樣，如果沒有耐心堅持下去的話，真的很難找得到。

單身者尋覓結婚對象的婚友活動十分盛行，可以的話，我打算將尋找優良牙醫的活動稱作「齒友活動」。婚友活動包含相親派對以及聯誼活動，方便尋找伴侶，但很遺憾的是，現實中並沒有齒友派對。若真的有「齒友派對」可讓患者與牙醫互相自我介紹，討論彼此的期望，找到合得來的對象，牙科難民應該會減少許多。

話說回來，男女朋友或結婚對象首重「溫柔體貼」，而好牙醫的首要條件也是一樣，能為患者「著想」的醫生才是最佳人選。但是個人喜好以及契合度因人而異，所以相當有難度，不過基本上所謂的好牙醫就是要工作認真，能設身處地為患者著想的醫生。

選擇牙醫如同尋找結婚對象，光憑外貌與感覺選擇的話，幾年後一定會哭著說「怎麼跟之前想像的完全不一樣」。期盼各位讀者千萬不能像這樣，尋找牙醫一定要有耐心。

如何分辨好牙醫

◆初診、診斷、治療方針

❶會仔細聆聽患者諮詢，詢問患者有什麼困擾的醫生

當初診患者一坐上診療椅，完全不會詢問患者有什麼困擾，就要患者「張開嘴巴」，直接觀察口腔狀態。然後一個人單方面提出結論，立即決定治療方針，開始著手治療。碰到這種牙醫的話，最好別再去第二次，以免被鑽牙或拔牙。

能為患者多花一點時間詢問有什麼困擾，充分與患者諮詢、緩解緊張，詢問患者有什麼困擾的牙醫，才是有良心的醫生。

無論身為醫生，或是被稱為名醫的人，首先一定有受人尊敬的人品。同理可證，身為牙醫能抒解初診患者緊張的情緒，營造出患者無所不談的氣氛，就是好醫生。不使用艱深的專業用語，迅速掌握患者最煩惱的問題點是什麼、牙痛的原因為何、哪個部分希望處理，還能簡單明瞭進行說明的醫生，便值得信賴。

❷可以設身處地為患者著想，正確治療的醫生

當患者因為「牙痛、牙齒搖晃、牙齦腫脹、假牙感覺怪怪的無法好好咀嚼……」等，當下發生問題需要獲得解決時，才會造訪牙科醫院，但很遺憾的是，多數患者的困擾並無法完全獲得解決。其中有些牙醫會隨心所欲進行治療，結果有時導致情況更糟。這些就是只想著做生意，而不顧患者的牙醫。

還有這種案例。「之前治療過的牙齒又痛起來，請幫我止痛。」患者這麼說，「這顆牙齒已經爛掉了，所以止痛後又會再復發，只能拔掉了。」最後不但被強迫拔牙，還裝了高價假牙，結果卻比自己的牙齒還要難咬東西吃。

有良心的牙醫會符合患者期望進行治療，不會一開始便隨心所欲展開治療。因此，能夠設身處地為患者思考解決困擾的最佳方法為何，自己能做到什麼程度的醫生，才是好牙醫。

❸能確認患者期望的醫生

當然，能向患者仔細確認因為什麼困擾前來求診的醫生，就能放心接受治療。

而且最重要的是，除了「牙痛」、「假牙金屬部分卡到牙齦會痛」、「想矯正暴牙」、「缺了門牙」、「想矯正齒縫」等主要治療目的之外，「想保留牙齒」、「不想鑽牙」、「治療想用保險支付」等次要期望，都要詳細告知醫生。

能營造出讓患者毫無顧忌無所不談的氣氛，或當患者無法完整表達時可以再次詢問、整理並確認諮詢內容的醫生，就是好牙醫。

❹可將現況簡單明瞭說明清楚的醫生

為什麼會痛？為什麼牙齦會腫脹？為什麼牙齒會搖晃……各種問題的原因都能用簡單的詞彙，有條不紊說明清楚，患者提問也能耐心回答，這就是好醫生。若能夠花時間詳細說明的醫生，那更好。

❺簡單明瞭地說明治療內容使患者理解，取得患者同意的醫生

所謂的好牙醫，就是能夠充分說明治療內容使患者理解，取得患者同意後再開始治療的醫生。這裡的說明與同意便稱作「知情同意」，在醫療的世界裡算是非常重要的原則，未取得充分的知情同意，有時甚至會引起訴訟。遵守「知情同意」是好牙醫

的首要條件，所以先視能否遵守這項原則，即可優劣立辨。

不過很遺憾的是，大部分的牙醫都被時間追著跑，很少有醫生能夠完全遵守。其中有些牙醫對自己的技術很有自信，所以未充分說明，一副「全部包在我身上」的態度，便一股腦地治療下去。姑且不論未經說明便處置等情形會不會發生問題，為什麼需要治療、何種治療方式最佳、治療方針、治療時間與次數、費用等等全部說明完畢，取得患者理解後再著手治療，這種牙醫才值得推薦。

必要時，在真正開始治療前，有些醫生還會拍攝X光照片再加以說明，有些則會為牙痛而前來看診的患者施予麻醉或給藥止痛，進行緊急處置。

❻不知道問題的原因為何時，會詢問其他牙醫的意見，若非個人專科領域則會介紹專科醫師的醫生

會花時間仔細診斷，摸索原因的醫生，就是有良心的牙醫，不過大部分的醫生都懶得花時間，未詳細診斷便開始治療。由各種角度抽絲剝繭也找不出原因時，會詢問大學專科醫生或是其他牙醫的意見，才算是設身處地為患者著想的診療。

怎樣都找不出原因，或對診斷沒自信時，可以介紹值得信任的牙醫給患者，就稱得上是好牙醫。不過也有牙醫只想著業績，緊抓著好不容易上門的患者，執行估算錯誤的治療，導致患部惡化。

沒自信的時候，可為患者介紹其他牙醫，才是最棒的醫生。

◆治療中

❶手法高明，在標準時間內完成治療

具備這二項優點的牙醫，就是醫術卓越，可以放心接受治療的醫生。

牙醫是專家，所以手法高明十分重要，但其中還是會有技術不佳的牙醫，也有一些醫院總是讓患者等待。順帶一提，一般牙科治療的標準時間，簡單的治療需要三十分鐘，難度高的治療也會在一小時內完成。

談到技術不佳這個話題，來說一個不是牙醫的故事。曾因為iPS細胞（誘導性多功能幹細胞／induced pluripotent stem cell，縮寫iPS）榮獲諾貝爾獎的京都大學山中伸彌教授，他原先也立志成為骨科醫生，不過因為手術技巧不佳，還被醫師同事戲稱

為「豬隊友」，據說因此才會放棄成為骨科醫師，專心從事研究。

❷不強迫治療

患者也是人，所以每天的身體狀況不一。有時會因為感冒身體不適，女性的話則會有生理期，夏天還會中暑，正如同每個人的個性不同，年齡、性別、健康狀態、生活習慣也會因人而異。

治療中一邊觀察患者的臉色與反應，若發現今天無法治療時，能當機立斷中止治療並彈性調整的醫生，才是好醫生。倘若不考慮患者的身體狀態，執意進行今天安排好的治療進度，這種醫生便不推薦給大家。

醫學最終還是以患者為主，能為患者著想才是最佳的治療。

❸不疼痛

牙醫這個名詞給人的印象，總會聯想到鑽牙機發出的嘰嘰聲，以及治療中的疼痛，這二種因素加乘之下，令人對治療產生恐懼感。因此治療時一定會出現害怕鑽牙的情緒，能安慰患者「會有一點痛喔，不過馬上就結束了」的牙醫，才是良醫。最近蛀牙人口減少，有些年輕醫生沒辦法體會患者對鑽牙的可怕與疼痛感，所以會痛的時候不用忍耐，直接告知醫生「會痛」即可。如果治療中感到疼痛，或許正代表這位牙醫的技術不佳。

奧地利首都維也納的史蒂芬大教堂裡，就有一個耶穌雕像被稱作「牙痛的耶穌」，以前曾有覺得這雕像有趣的學生說，很像是在遭受「牙痛的天譴」。現代由於蛀牙治療技術進步的緣故，耶穌應該也不用再受牙痛所苦了。

❹治療後不會感到不適或異物感

這也是用來判斷牙醫技術很關鍵的一環。

在牙齒上覆蓋東西，將金屬填入牙齒裡，或是裝設牙橋時，不應該出現異物感或不適。最常出現的是咬合時的異物感，當只有假牙或牙橋先咬到其他牙齒，多因技術不純熟的關係。另外裝設在牙齒上的牙橋，其金屬部分過度咬進牙齦的時候，也會造成疼痛。

所以，現在固定看診的牙醫有發生這些問題的話，建議當機立斷改往其他診所。

❺果斷修正自己所做的治療

不滿意自己所做的治療時，會果斷承認缺失，再用最低費用修正的牙醫，就是良醫。會詢問前來接受其他治療的患者，「之前罹患牙周病已經治療好的牙齒，現在感覺如何？」能如此關心並確認後續狀況的醫生，便值得信賴。

不過現實中，牙醫總是藉口連連，很少有人會願意修正治療。

❻不會排斥在其他醫院做過的治療，願意幫助患者重新治療

對於不滿意在其他診所做過的治療而前來諮詢的患者，不會排斥而且心平氣和接納的牙醫，不但可敬，而且技術也會很好。

其中也會遇到自尊心很強的醫生：「我不想幫別人收拾善後，請另尋高明。」而被冷淡拒絕的情形。即便這是家富麗堂皇的醫院，這種醫生也只是三流牙醫。

◆治療後

治療後的檢查、應對

有良心的牙醫不會虎頭蛇尾。即使治療結束，但口腔內滿是細菌，還是會出現各種問題，例如飲食方面、刷牙、夜間磨牙、咬牙切齒的習慣等等。就算患者不懂，牙醫觀察便知道患部需要調整，所以治療後一週至三個月左右，會持續關心自己經手的治療，這種牙醫便值得信任。「有問題時請馬上回診喔！」有良心的醫生一定會這樣提醒患者。

如果發生不適或異常時，若能迅速且有誠意解決，就能看出這位牙醫的為人。當植牙出現搖晃，而且出現牙痛，結果卻說「不應該會這樣，如果要重新治療的話，這次需要自費」，這種毫無誠意的牙醫無須猶豫，建議前往其他牙醫診所尋求二次醫療諮詢為佳。

◆分辨好牙醫的十個重點

分辨好牙醫的方法承上所述，簡單來說，可彙整如下述十個重點：

❶仔細聆聽患者諮詢，詢問患者有什麼困擾。

❷可精準判斷煩惱的原因。

❸將現況簡單明瞭說明清楚，任何提問都願意回答。

❹充分說明治療內容，配合患者經濟狀況提出治療方案。

❺取得患者同意（遵守知情同意原則）。

❻非個人專科領域會為患者介紹其他牙醫。

❼不強迫治療。

❽治療技術優良，不會疼痛。

❾無論是其他牙醫做的治療，或是自己做的治療，都不會排斥，願意重新治療。

❿強調預防與刷牙的重要性。

如何找到好牙醫

❶向親朋好友詢問

想要遇見好牙醫，就像婚友活動一樣，只能堅持且有耐心地尋找，不過最實在的方式，還是向親朋好友請教，另外，再用自己的眼睛觀察。合不合得來因人而異，院長也有他的專科領域，地點也有關係，而且還須選擇保險診療或自費診療。

所以唯有先前往該家醫院，試著多方收集資訊。最重要的就是對於傳言或評判不能囫圇吞棗，才能確認是否為真正的好牙醫。

❷瀏覽部落格或資訊分享網站

過去只能在自己居住地區或公司附近，還有透過朋友介紹尋找牙醫，不過現在都可以靠網路。然而過於相信網路，急著上網搜尋的話，只會吃大虧。網路世界猶如資訊大海，聰明篩選、妥善運用的話，助益良多。

包括植牙廣告，網路上往往盡寫優點，所以頂多只能用來查詢醫院名稱、地點、專科領域。上網搜尋時，出現在置頂廣告，或是只刊出患者稱讚美言的醫院，千萬不能盡信之。因為只要拿出大把鈔票就能刊登在網頁顯眼處，而讚頌文章大多是本人、朋友、親戚、員工的投稿。

想從網路找到不錯的牙醫，建議瀏覽院長開設的部落格。有些部落格只會寫些自我感覺良好的事情，為了營造好感，也會寫些吃過什麼、去了哪些地方、和誰碰面等等與原本工作無關的內容，還會貼上照片，所以也別被這些內容給影響了。

不過院長本人執筆的部落格，會自然流露出當事人的「想法與為人」。若有牙醫開設部落格，請先試著瀏覽這些內容，再前往能夠產生共鳴的診所看診，這也不失為一種方法。但是部落格頂多只能當作篩選醫院的標準，不能過於依賴網路，最終關鍵還是在於前往該醫院，親眼做確認。

❸彙整問題直接向牙醫詢問

將自己的期望與問題整理好編列出來，這也是「聰明求診的方式」。最好將自己想問的事情，列出六個項目左右，範例如下：

- 像這樣的症狀，醫生的診斷為何？
- 可以全部使用保險支付嗎？還是需要自費？
- 您的專科領域是什麼？
- 您當牙醫多久了？
- 採預約制嗎？
- 像這種情形，需要幾天前預約？

將想到的問題列表彙整出來，含混不明的部分即可一目了然。所以事先將自己想要確認的項目整理出來，到診所後再順其自然詢問看看，如此走訪二、三家診所，就會發現院長人品與治療方針的差異，有助於判斷哪家醫院評價最高，不妨也能透過電話詢問。

找到好牙醫，如何聰明求診

許多書籍或雜誌文章，都會教大家如何尋找好牙醫、如何聰明求診，不過很多都過於抽象且過度美化，所以現在就來為大家介紹一下，過去沒人會告訴你卻真正實用的方法。

❶選擇從牙醫學院畢業十年以上的牙醫

任何工作都需要經驗，尤其牙醫首重有經驗的專家，所以最好避免從牙醫學院畢業未滿十年的牙醫，更何況十年也未必夠資深。未滿十年的植牙醫生，就像小孩子幫人動手術一樣，根本不像話。

現行的牙科醫師國家考試並未使用真正的牙齒進行術科考試，就連牙醫學院也大多沒設實習課程，所以沒動過手的牙醫愈來愈多乃不爭的事實。醫生或牙醫須經歷各種患者與各式病例，才得以提升技術有所成長，所以經驗值就是檢視牙醫本事的衡量指標。

想要了解經驗多寡，透過官網查閱醫生年齡便知分曉，所以不想讓技術差的牙醫矇騙的話，就要尋找治療經驗豐富的醫生。

❷調查畢業學校

承如第三章所述，過去某些私立牙科大學只要捐錢就能入學，這些學生的智能程度差到令人無法置信。原本考不上大學的人卻成為牙醫，所以最好別相信他們有行醫救世的宏志與技術。當然也有許多醫生畢業於偏差值高的牙醫學院，牙醫的世界總是玉石混淆。這麼說或許過於嚴苛，不過想讓優秀的好牙醫看診的話，就得調查畢業於哪一所大學。倘若畢業於偏差值低的私立牙醫學院，最好能免則免。

依照學歷將人分級或許有人會感到不悅，不過牙醫是治病的醫學之僕，關乎他人健康的工作，所以只能靠偏差值來判斷牙醫的智力與程度。即便個性開朗魅力無窮，但是國家考試名落孫山數次的醫師，大家都會感到害怕，根本不敢放心張口接受治療吧？然而，牙科醫師的畢業學校並不會刊登在醫院網頁上，想知道的人只能打電話到診所詢問。

❸調查專科領域

正如同醫生會有內科、身心科、心臟外科、泌尿科等等的專科領域區分，牙醫也有專科領域，雖用牙醫一詞可簡單涵蓋，不過卻各有各的擅長項目。有些牙醫專長在於治療牙周病，有的則是矯正、咬合的專科醫生，另有牙齒保存的專科醫生，各有所長。但是除了牙科大學附屬醫院的外籍專科醫生以及植牙的牙醫之外，大部分的牙醫較類似精通各種治療的綜合醫生，因為須符合患者期待，否則無法混飯吃。

想要不拔牙將牙齒保留下來的話，最佳選擇就是在大學裡專攻齒內治療以及牙周病學的醫生；在意咬合問題的人則應向治療顎關節的專科醫師諮詢。凡事術業有專攻，專科領域上醫院網頁就能得知一二，另外也能在日本牙科醫師公會，以及各縣市的牙科醫師公會網頁搜尋到牙醫資訊。

網路普及後，資訊輕而易舉即能取得，再加上交通發達，現在已是一個可以憑個人意志尋得良醫的時代，所以能否遇見好牙醫，端看自己的努力。

❹對治療有疑問時，最少應向二名牙醫求診

想要遇見好牙醫，接受妥善治療，就須花費時間與精力自行篩選，而且至少要上二、三家感覺不錯的醫院求診看看。每位牙醫都有其專科領域，而且個性也不盡相同，有的肯花時間與精力治療，有的二話不說就想拔牙，更有人會以賺錢為目的建議進行患部以外的治療，而醫療態度及技術更是因人而異。

當被前一家告知只能拔牙，結果來到第二家診所，醫生卻說「這種程度不拔也沒關係」的情形時有所聞。雖然很累人，不過在自己可以接受治療方式之前，最好還是尋找其他牙醫多做諮詢。尤其被告知「要拔牙」的時候，不要馬上答覆，切記再到幾家診所求診看看。比較過後，才能冷靜判斷出好牙醫。

❺詳細說明症狀，清楚表達期望

站在牙醫的角度而言，一開始直接說明症狀與治療期望的患者，治療起來較為容易。牙醫也是人，遇到好相處的患者更會賣力治療。有些人不善表達，但請試著將「希望醫生怎麼做？症狀為何？」簡單明瞭告知醫生，才是接受妥善治療的第一步。

例如最重要的是清楚描述「想要止痛」、「想要改善咬合」、「牙齦腫了」這幾點症狀，再將期望明確說出來。

另外還有一點也很重要，就是要使用保險或是自費，若為自費，也要明確告知預算到什麼程度。所以醫生若回答「無法使用保險」、「可以使用保險，但部分負擔會增加」、「自費需二十萬日圓」的話，預算方面也能有個心理準備。

❻提問無須顧忌

在牙科治療現場，牙醫就像廚師，患者則是被料理的食材，說得過分一點，要如何料理患者端看醫生的心情。即便已說明治療內容，對於坐在診療椅上張開嘴巴的患者來說，治療本身形同拷問一般。患者躺在椅子上嘴巴一直張開的時候，難免擔憂「不曉得接下來要做什麼」，就像砧板上等待運命、無能為力的鯉魚。正因為如此，需要花費多少時間、能不能使用保險、治療時可不可以不拔牙……無論任何問題，皆無須顧忌直接提問。

不必多心問這種事情會不會被嫌棄、會不會惹醫生生氣、會不會被笑話，直接了當問就對了。牙醫面對這種積極的患者會更加小心，治療時更不會獨斷獨行。而且視牙醫的回應，在某種程度下也能判斷醫生的好壞。

「做完這種治療後，可以撐多久呢？」、「這種治療的優缺點為何？」提出這類問題時，視醫生是否有誠意地回答與說明，便能加以判斷。如果回答曖昧不明又敷衍了事的話，最好小心為上。

❼別被牙醫牽著鼻子走

治療現場的主導權握在牙醫手上，躺在椅子上張開嘴巴的患者，立場薄弱只能一切交由醫生。「會痛的話請舉手。」即使醫生這麼說，但還是很容易有所顧忌。於是治療一步步進行下去，「好了，結束了。」、「為了避免這顆牙齒再次罹患牙周病，所以我在牙齒根部周圍用特殊樹脂固定住了，這樣就不必擔心囉。因為使用了好的固定劑，所以得自費三千日圓。」聽到醫生這麼說，才知道生米已經煮成熟飯，不知不覺間牙醫竟然做了高額治療，跟事前說明的完全不一樣，這種案例屢見不鮮。

「完全與一開始說明的不一樣啊，早知如此我當初就再找其他牙醫諮詢了……這根本是你們執意治療，我無法付費。」為了避免這種糾紛，治療前一定要仔細聆聽說明，並清楚表達意願，治療途中也不要顧忌直接提問。別讓牙醫牽著鼻子走，不要隨波逐流。

❽有勇氣拒絕

上牙醫診所求診的關鍵在於初診。承如本章節❹～❼所述，最重要的在於初診時聽取牙醫說明，發現問題直接提問，當不符合自己期望時必須明白拒絕。**附和醫生「總之先治療看看」這種曖昧的回應，就是一切誤會的源頭。**

在不清不楚下接受治療，再叨嚷著「不應該這樣治療」也為時已晚。有時甚至須接受高價治療，或在無意間被拔掉牙齒，還有被大範圍切削掉的可能。

人生充滿選擇，比如要或不要、買或不買、坐高鐵或搭飛機。牙齒的治療內容也要依照個人意願作選擇，當期望或預算不符時便要斷然拒絕，這才是聰明接受牙醫看診的方式。

❾對治療或應對有質疑時，立刻換醫生

承前所述，必須絞盡腦汁才有辦法接受好的治療。一言不發將一切交給牙醫然後將張開嘴巴的人，只能任憑牙醫宰割。對治療存疑時，不妨婉轉告知「醫生我不太舒服，所以下次回診請延後一點」，再上其他診所求診（二次醫療諮詢）。選擇是你的權利，千萬不要猶豫。

但是也切記不要急著短時間內求診好幾家診所，要避免情緒化才能冷靜判斷。牙科治療的重點，應以長遠眼光沈著思考，因為牙齒出問題不會死人。還有，覺得這位醫生感覺對了的時候，就要當機立斷決定在這家醫院看診。

牙醫得讓患者張開嘴巴才有辦法做生意。「能將患者的嘴巴視為錢包的話，就發達了」，這是業界私底下流傳的一句話。既然自己已經被視為錢包，那麼有疑問時就別不好意思，立刻換醫生吧！

「像逛街一樣走了數家牙醫診所」、「二次醫療諮詢」並非壞事，其正向意義代表患者夠積極。自己的幸福不靠自己掌握的話，任誰都無法給予。不是有句話說：「未來掌握在積極的人手裡」。

千萬不能去的牙科醫院

❶未經知情同意（說明與同意）便著手治療的牙醫。
❷馬上建議拔牙的牙醫。
❸會說「為時已晚」的牙醫。
❹會說「智齒要拔掉」的牙醫。
❺會說「治療很困難，費用很高」的牙醫。
❻不看X光照片便表示「要拔牙」的牙醫。
❼晚上八點過後仍在營業的醫院。
❽由衛生士看診，醫生不會每次親自治療的醫院。
❾每次負責的醫生都不同，由兼職醫生看診的醫院。

❶未經知情同意（說明與同意）便著手治療的牙醫

治療前或治療途中，不會說明治療內容的牙醫最可怕。患者不曉得會被如何處置，所以坐立難安。坐在診療台上張開嘴巴的患者，只能被動接受一切，立場薄弱。所以一般而言，醫生一定會事前說明，在初診時會說明將進行哪些治療，取得患者同意，這就是所謂的知情同意（說明與同意），是牙科醫療最基本的一環，正式來說就是「合約」的意思。也是判斷牙醫的標準之一。初診或是治療初期、治療途中以及結束後是否會說明為何這樣治療，就能了解這位醫生的優劣。

但也有不在乎患者心情，直接治療的牙醫，有下述這二種。

第一種，資歷豐富，對自己的治療充滿自信的牙醫。

第二種，對醫療毫無熱情，為了賺錢，只想多抓住一位患者的牙醫。

前者對技術有自信，所以「包在我身上」的態度十分強烈，肯定會妥善治療。不過不了解醫生個性與本事的患者，未經說明難免惶恐不安。而後者則是想要快點治療，提高效率，因為說明得花時間，所以很少開口。**未經說明與同意便直接治療的話，就牙醫而言屬失職行為，**這點可說是選擇牙醫很重要的基準。

❷馬上建議拔牙的牙醫

前來我診所的「牙科難民」當中，為數最多的就屬被誘導拔牙的患者。

有位四十幾歲的主婦，從神奈川縣P市花了二小時的車程前來看診。因為八年多前治療過的下顎臼齒蛀牙開始痛了起來，所以到附近的牙醫診所求診，不過五十幾歲的醫生卻用委婉的語氣跟她說：「之前的治療可能不完善，齒根開始腐爛了，還併發牙周病，再這樣惡化下去一般都會將牙齒拔掉。如果妳同意的話，我覺得植牙會比做假牙更好。」如此誘導她植牙。但是她從小很怕看牙醫，心中充滿恐懼感，不知道醫生會對她做些什麼，所以告訴醫生：「可是我很怕拔牙。」當下並沒有立即答應，只拿了止痛藥便回家了。她的應對十分聰明。

結果雖然牙齦腫得很厲害，不過抽掉神經，仔細地用Gutta percha point填充到牙齒裡取代神經後，清理結束便完成治療了，根本不必拔牙。或許有人會擔心抽掉神經後不知會有什麼影響，但有時為了保留牙齒必須將神經抽掉。

當初我先檢視了X光照片，不過單靠照片很難了解真正的侵蝕狀況。未實際切開牙齦親眼觀察牙根的話，很多時候很難進行最終判斷。還好當時牙齦呈現粉紅色，如果是暗紅色代表惡化嚴重，很難保留牙齒，若為粉紅色便無須擔心。雖然蛀牙惡化，牙根也腐爛得很嚴重，幸好還救得回來。於是我在取得她的理解後，施打麻醉藥物，切開牙齦親眼檢查牙根，並用指尖觸碰確認。做到這種地步，就能做出正確判斷了。

順帶一提，牙醫的手指為高機能感知器，我通常都會用手指觸碰腫脹處，除了齒內，甚至連口腔內各個部位都會觸碰一下再行治療。年輕女性可能會排斥不帶手套觸碰口腔內部，不過這完全是受到過度潔癖風氣的影響。我的手已消毒過，而且若帶著橡膠手套便無法判斷患部的微妙狀態。

切開後雖然發現「不需要拔牙」，但我卻駭然萬分。如果她在前一位牙醫誘導下被牽著鼻子走的話，就會將不必要拔掉的牙齒給拔了。

牙齒這種器官，只要狀態不會惡化得太嚴重，都能保留下來，而且一般的牙醫也做得到。可是大部分的牙醫即便深知這個道理，卻習慣敷衍了事，治療時並不會將牙齒保存下來。不拔牙而將牙齒保留下來，這種治療真的很花精神，考量到時間與保險點數的效率問題，一般牙醫應該都會排斥這樣做。但是這等程度的治療很普通，一點也不特別。

現在日本全國各地的牙醫都將效率擺第一、利益為優先，所以才會拔掉不需要拔的牙齒。當被告知「必須拔牙」的時候，最好立即脫身。

❸會說「為時已晚」的牙醫

人生，有幾句話能不聽則不聽。例如「已經來不及了，分手吧」，這種會令人眼前忽然天昏地暗的情侶分手對話。比方像「很遺憾，為時已晚，心臟停止跳動了」，從醫生口中說出這樣殘酷的話語，每一句都會令人心痛不已。

不過這句「為時已晚」，在齒科業界卻像「早安、你好」一樣，每天都會掛嘴邊。站在牙醫的立場來解釋的話，這句「為時已晚」是為了在這牙醫過剩的嚴酷環境中，苟留殘喘的慣用語。要說這是牙醫為了生存所使用的武器，也不為過。縱使醫生宣告：「很遺憾，牙周病惡化到這種程度已經很難治療，牙齒幾乎都在搖晃，由其是臼齒，恐怕沒救了。」也別輕易放棄，請再讓其他牙醫檢查，這種治療方式才為上策。

「為時已晚」這句話可能是為了誘導患者拔牙，再接受植牙或假牙等高額自費治療，或是因為治療棘手所以委婉拒絕的台詞。為了讓患者說出「醫生，就算為時已晚也請你做些處理」這句話，滿腦子想著靠治療賺錢的牙醫才會使用「為時已晚」這句台詞，如果順著被誘導，接下來醫生就會向你要求令人咋舌的昂貴治療費。

❹會說「智齒要拔掉」的牙醫

賺錢第一的牙醫經常使用下面這句台詞，「你有智齒，長歪的話會影響隔壁牙齒，所以順便拔掉吧！」

過去認為智齒百害而無一利，不過最近愈來愈多牙醫主張，若是沒有問題就不用拔掉。因為有種治療法，可拔掉智齒再行移植，取代因蛀牙或牙周病被拔掉的牙齒，所以智齒並非只是無用的牙齒。

在醫生嚇唬下拔掉智齒，只會讓牙醫多賺一點而已。所以經常有許多在其他醫院被告知得拔牙的「智齒難民」，前來我的診所求診。

❺會說「治療很困難，費用很高」的牙醫

這句台詞是牙醫會使用的高明手法。

通常會用在婉拒不願意做的治療時，編造昂貴的費用嚇唬患者。若是告訴患者

「很難治療」、「為時已晚」這些話，會讓患者對醫生的技術存疑，然後再同時向患者提出令人驚倒的高額治療費，誘導患者放棄這種治療。

牙醫排斥的治療有很多種，尤其會對耗費時間與精神的繁瑣治療敬而遠之。若是沒有技術的牙醫，一開始便無法答應患者進行治療；即便有技術，但在計算時間與精神後，發現靠保險給付效率不佳的話，也會不想做。

❻不看X光照片便表示「要拔牙」的牙醫

雖然不常見，不過也曾發生牙醫誘導患者拔牙時，不會出示拍好的X光照片為患者說明的案例。有良心的牙醫在正常情形下，都會讓患者邊看X光照片邊做說明。

根據X光照片的判讀能力可看出牙醫治療技術的優劣，而且照片上也有一目瞭然的證據。通常經由二次診療諮詢被其他牙醫要求提供X光照片的時候，自己不純熟的治療就會被揭穿，所以很多差勁的牙醫不太拍攝X光。因此牙醫不看X光照片便告知「要拔牙」的時候，最好懷疑一下。千萬別輕易附和，相信對方所言。

反問醫生「拔牙之後會怎麼處理」時，有些醫生會若無其事的說：「看是要裝假牙，還是要植牙。」但也有醫生會滿臉貪婪的開門見山說：「植牙比較好喔，和假牙咬起來的感覺不一樣。」此時千萬不要馬上回覆，務必再向其他醫生求診，二次諮詢看看。

此外，若醫生出示一般人看不懂的ＣＴ說：「連ＣＴ也照過，還用顯微鏡觀察過了，這顆牙無法保留下來。」也千萬不能被矇騙。一般坊間的開業醫師不太需要用到ＣＴ或顯微鏡等尖端設備，通常這些精密儀器的高額折舊費只會灌入診療費內。

不過，為了捍衛牙醫的名譽我得澄清一下，上述這些例子其實很罕見，絕大多數的醫生為了進行妥善治療，還是會使用Ｘ光照片或ＣＴ。有良心的牙醫，需要拔牙時也都會向患者出示Ｘ光照片再做說明。

❼晚上八點過後仍在營業的醫院

牙科醫院的營業時間，通常為早上九點到傍晚六點或七點為止。在東京新宿歌舞伎町，也有專為特種行業工作的人所開設的夜間門診齒科診所，不過這是特例。

為服務下班後的上班族，診所傍晚都可接受看診，不過一般只到六點半，最晚七點左右就會結束營業。雖然有些地方的診所七點半過後仍接受看診，不過營業到深夜的話牙醫會體力不支，而且工作人員也會排斥而辭職。

超過八點仍開門的診所，恐怕是因為白天求診人數少所以得營業到半夜。雖然生意蕭條總得想方設法改善，但無論如何這類牙醫最好能避則避。

❽由衛生士看診，醫生不會每次親自治療的醫院

有些診所的牙醫不會親自為所有的患者治療。

在經濟不景氣而搶客激烈的時代裡雖屬罕見案例，但可能是因為醫生年紀大了，沒辦法為全部患者看診，也可能是牙醫沒心情工作，所以只有第一次治療時會親自動手處理一些，接下來便全部交由衛生士，自己則在桌上計算診療費。

有責任的醫生必須從頭到尾自己看診，所以像這種沒責任感的醫院最好不去為妙。不過刷牙或洗牙交由衛生士處理，則無傷大雅。

❾每次負責的醫生都不同，由兼職醫生看診的醫院

每次前往看診的醫生都不是同一位，一問之下才知道原來是兼職醫生，這種診所

確實存在。據說是因為院長年紀大了無法診療，所以每天都會換一名兼職醫生看診。這種情形會隨著牙醫高齡化而與日俱增，常發生在無人繼承的醫院。

主治醫師從頭到尾由同一人負責才符合醫療原則，每次求診都更換不同兼職牙醫的話，治療會因人而異出現微妙落差，而且兼職醫生的責任感也比較薄弱。

切記尋找可由同一位醫生從頭到尾看診的診所。

Chapter

7

17個牙齒常見的傳聞大解答

Q1 假牙需要使用黏著劑嗎？

A 使用黏著劑後不但貼合效果佳，咀嚼起來也會更穩定。不過，當假牙黏著不妥時仍執意使用，將十分危險。因為不合的假牙會在牙齦上造成強大壓力，容易發生牙齦萎縮的問題，所以長時間持續使用黏著劑後，有些人的假牙就會發生狀況，千萬要注意。

假牙黏著劑有二種類型。一是乳膏狀的「黏著型」，一是凝膠狀或貼片型的「貼合型」，所以就算假牙與黏膜間的空隙很大，只要在中間使用以聚乙烯醇為主要原料的凝膠，就能固定假牙。

Q2 木糖醇口香糖能有效預防蛀牙嗎？

A 蛀牙菌偏好吸收砂糖以及澱粉等糖類，作為營養來源，活動時會分泌腐蝕牙齒的細菌，最後就會使牙齒溶解，形成蛀牙。

木糖醇為取代砂糖的甜味劑，不含糖分，所以蛀牙菌無法吸收來活動，因此與含糖口香糖相較之下，較不容易罹患蛀牙。雖說如此，木糖醇口香糖攝取過多仍會造成胃部負擔，須格外注意。預防蛀牙的基本方法還是刷牙，吃木糖醇口香糖適可而止就好。

Q3 牙周病與疾病有關係嗎？

A

牙周病是厭惡氧氣的牙周病菌所引起的發炎現象，對牙周病菌起反應所產生的物質，經由血液流往全身後，有時會對臟器以及身體出現不良影響。最具代表性的例子就是糖尿病，胰島素運作受到牙周病影響的話，將導致糖尿病惡化。而且當牙周病菌藉由唾液以及氣管進入肺部後，還有可能引發高齡者誤嚥性肺炎。再者，一但罹患牙周病，腦溢血、高脂血症、心臟病、風濕病、早產或產下低體重兒等風險就會升高。牙周病的原因多存在於生活環境，例如抽煙、壓力、營養或睡眠不足、生活不規律等等都有可能引發。

Q4 男（女）朋友有蛀牙的話，接吻後會被傳染得蛀牙嗎？

A 就理論而言的話，蛀牙菌是會傳染的，但並不一定會形成蛀牙。

每個人口中都有蛀牙菌，即使沒有蛀牙的人口中也有蛀牙菌棲息，所以並不能直接認定「蛀牙菌＝蛀牙」。蛀牙菌以糖分為營養才得以繁殖，所以接吻雖然會傳染蛀牙菌，但並不會馬上蛀牙。

可是請不要因為小嬰兒很可愛，就嘴對嘴親下去。因為小嬰兒嘴裡沒有蛀牙菌，所以當父母嘴對嘴傳染蛀牙菌後，等到牙齒長出來的時，就會容易形成蛀牙。

Q5 即使刷牙了，還是會蛀牙或罹患牙周病嗎？

A 沒錯，這是牙醫學界最新的理論。目前已知不管如何刷牙，嚴重磨牙或咬牙切齒的人容易罹患蛀牙，甚至還會影響到齒槽骨，所以當然也會得到牙周病。

咬牙切齒的話，牙齒會出現肉眼看不見的裂痕（龜裂），食物殘渣、色素、細菌就會侵入此處，因此嚴重磨牙或咬牙切齒的人，也會容易出現口臭。

Q6 很怕鑽牙時「嘰！」的聲響，有沒有什麼方法可以解決？

A 的確有很多人因為鑽牙的聲音而討厭看牙醫，尤其是小孩子，會怕到大哭甚至失控。最新治療型態中，已經有低音設備與雷射治療，不過以目前的技術來說，想讓鑽牙機完全靜音似乎仍有難度。

Q7 治療蛀牙為什麼得上好幾次牙醫診所才行？

A 蛀牙也有程度差異，例如嚴重到細菌侵入牙髓中，就有可能得抽掉神經。首先光是消毒患部、去除腐爛部分，第一次治療便結束了。接下來還要抽掉神經，這種治療需要專注力與高階手法，所以會耗費相當多的時間。當然，無須抽掉神經的治療較為簡單，但整體來說並不是一、二天就能完成治療。一顆蛀牙就得如此，所以二顆蛀牙花費更多時間也是很正常的事情。

Q8 何謂「牙齒IQ」？

A 這是用來測試大家擁有多少牙齒知識的牙齒相關問題，也是牙齒知識啟蒙活動的簡稱。請見本書第十、十一頁，總共列出了二十道牙齒相關的基礎問題。測試看看就知道你對牙齒知識了解多少，答對十六題以上的話，代表你的牙齒IQ很高喔！

Q9 含氟飲用水能有效預防蛀牙嗎？

A 實驗證實，氟可以抑制蛀牙菌滋生，有效培育抗酸菌，可幫助預防蛀牙。因為日本有安全面的考量，不會在大多數人飲用的自來水中加氟，不過外國已經普遍實施，將微量氟化物加入自來水中預防蛀牙的方法，有新加坡、美國、愛爾蘭、韓國、澳洲等約莫六十個國家，但是由於會造成牙齒失去透明感，所以筆者我反對這麼做。

順帶一提，牙醫使用的塗劑以及市售的牙膏、漱口水都有含氟。

Q10 大學附屬醫院的診療費較貴是真的嗎？

A

並不會比較貴。用保險診療的話金額是一樣的，但是上大學附屬醫院未持介紹信的話，會被收取初診費用和其他費用而變得較貴，所以須注意一下。

雖不至於變成實驗用白老鼠，但大學附屬醫院身負教育機關的職責，無可厚非會成為牙科學生的實習場所，不過實習生只會觀察治療情形，大家盡可放心。

（編按：日本的大醫院除非有小診所或專科門診的轉診介紹信，否則必須負擔數千日圓左右的額外費用，而且還要提前預約，不然當天會排很久甚至排不到。所以一般人生病都不會直接去大醫院，如此一來不但能達到大醫院與小診所的分診效果，也能讓大醫院將較多的資源用在治療急、重症病人。）

Q11 蛀牙或牙周病會致命嗎？

A

過去遠洋漁業出海工作的話，將近一年得待在船上無法上齒科醫院，所以曾經有人因敗血症這類的牙齒疾病而死亡，據說是蛀牙或是齒槽膿漏的膿流往全身後造成死亡。不過這屬於特殊案例，只要每天至少刷牙一次，就不會演變至此。

Q12 電動牙刷有其功效嗎？

A 站在牙醫的立場而言，動手刷牙與使用電動牙刷效果是相同的。電動牙刷刺激牙齒次數多，因此感覺刷得比較乾淨，不過只要動手仔細刷牙，其實沒什麼差別。

Q12 有些牙醫表示不需要使用「牙膏」，這是真的嗎？

A 以專業角度來看是不需要的。廠商為了商業利益，才會想一些噱頭，三不五時推出新型牙粉或牙膏。例如會強調「含氟」、「可預防牙周病」、「殺死蛀牙菌」、「口腔殺菌」、「內含薄荷」等功效，但效果終究只是「安慰性質居多」，牙膏並無法抑制蛀牙或牙周病。

擠上牙膏但刷牙不確實的話，一點意義也沒有，關鍵在於仔細去除齒間汙垢，刷掉附著在牙齒上的食物殘渣，保持口腔內的清潔。

Q14 咬合板是什麼東西？

A 就是睡覺時用來防止磨牙的器具。

可以想像成類似拳擊選手在比賽時放進口中，保護牙齒避免對手攻擊的護齒套。半夜睡在身邊的人突然發出「吱嘰、吱嘰！」這種令人不舒服的磨牙聲，真的很痛苦。磨牙會導致顎關節疲勞，演變成顳顎關節症，所以症狀嚴重的人一定要利用咬合板矯正。

Q15 可否說明一下讓牙齒變白變美觀的牙齒美白療程？

A 美牙療程無法使用保險診療，必須自費。

治療分為「拋光」與「漂白」二種方式。前者是利用專業器具將牙齒拋光打亮，回復染色前牙齒的顏色，一次就能完成，六顆門牙需花費四千～一萬日圓。

後者則是將藥品塗在牙齒上，照射電漿光使牙齒變白，必須治療一至三次，每顆牙齒約需花費五千～一萬五千日圓，六顆門牙一般行情約要價三萬～十萬日圓左右。

Q16 電視廣告中，女明星會用指套牙刷按摩牙齦，真的有效嗎？

A 有效。因為牙周病菌討厭氧氣，所以用手指按摩牙齦、牙床周圍，可促進牙齦內毛細血管的紅血球運送氧氣供應牙齦，殺死牙周病菌，具有預防牙周病的效果，請大家一定要試試看。

Q17 可否指導一下，如何刷牙才能預防蛀牙與牙周病？

A 我推薦每位患者採用「斎藤式刷牙法」。一般刷牙只會使用牙刷，不過斎藤式刷牙法則會用到牙刷和手指。想要保護重要的牙齒，關鍵還是在於刷牙，而且刷牙時有些絕竅一定要學起來。接下來就詳細為大家說明。

一、每天最少刷牙一次即可

愈來愈多人重視牙齒，有人每次用餐後都會刷牙，但是過度刷牙並不好。過度刷牙會造成牙齒與牙齦損傷，而且每次用餐後刷牙是否能預防蛀牙或牙周病，這點在醫學上尚無法獲得證實。

刷牙的目的在於刷除附著在口中的牙垢（牙菌斑），而且關鍵在於刷牙的方法。

二、仔細刷牙

想要去除牙垢，牙齒與牙齒之間、牙齒與牙齦之間的牙齒根部，都要用牙刷刷毛仔細刷乾淨。刷牙的重點，是將牙刷刷毛放在牙齒、牙齦、齒間輕輕地刷。用力磨擦、刷得很大聲都是錯誤的方法，會傷害牙齦與口腔內部。然後再將牙刷前後、左右移動。想將牙齒與牙齒之間仔細刷乾淨，則建議使用「牙間刷」。

三、舌頭也要刷

牙齒刷完後，請一定也要刷一刷舌頭。用餐後仔細觀察舌頭，就會發現舌頭表面也會附著食物殘渣，所以用牙刷將這些髒東西刷掉也很重要。髒東西一直囤積就會變成舌苔，舌苔是細菌製造出來的物質變成苔狀附著在舌頭表面，由於會造成口臭，所以要用軟毛牙刷在舌頭上輕輕地刷。

四、斎藤式刷牙法

用牙刷刷完牙後，再用手指按摩牙齦，這就是斎藤式刷牙法。

人類必須呼吸氧氣才能生存，氧氣進入肺部後，經由血液中的紅血球運送至全身上下，才得以維持生命。總而言之，按摩牙齦可以刺激並活化血管變得更有彈性，進而促進紅血球運作，開始將大量氧氣運送至牙齦。

人類生存一定需要氧氣，但事實上牙周病的細菌卻非常討厭氧氣。細菌會侵入牙齦下方（牙齦緣下），使支撐牙齒的骨頭（齒槽骨）腐爛，因此按摩牙齦可促進紅血球運作，運送大量氧氣，即所謂「將氧氣送進牙齦裡」。

牙齦血管與眼睛以及內臟的血管一樣非常纖細，所以刷牙無法有效刺激，須靠手指才行。用手指上下左右摩擦，然後再用力按壓牙齦。起初可能會稍微出血，但過不久就會止住。

如果想預防牙周病，請你一定要在刷牙後用手指按摩牙齦，這樣不管到了幾歲，肯定都能用自己的牙齒大快朵頤。

＊牙齒IQ解答

1. ╳
2. ╳
3. ○
4. ○
5. ╳
6. ○
7. ○
8. ○
9. ○
10. ╳
11. ○
12. ○
13. ○
14. ╳
15. ○
16. ○
17. ╳
18. ╳
19. ○
20. ╳

HealthTree
健康樹 健康樹系列088

黑心牙醫不告訴你的診療真相

資深牙醫良心告白，戳破以賺錢為重的行銷話術與醫療道德亂像！

この歯医者がヤバい

作　　者　斎藤正人
譯　　者　蔡麗蓉
總 編 輯　何玉美
主　　編　張志華
封面設計　張天薪
內文排版　菩薩蠻電腦科技有限公司

出版發行　采實出版集團
行銷企劃　黃文慧・陳詩婷
業務發行　林詩富・張世明・何學文・吳淑華・林坤蓉
印　　務　曾玉霞
會計行政　王雅蕙・李韶婉
法律顧問　第一國際法律事務所　余淑杏律師
電子信箱　acme@acmebook.com.tw
采實官網　http://www.acmebook.com.tw/
采實粉絲團　http://www.facebook.com/acmebook

ISBN　978-986-94644-1-3
定　　價　300元
初版一刷　2017年6月
劃撥帳號　50148859
劃撥戶名　采實文化事業有限公司
10479台北市中山區建國北路二段92號9樓
電話：(02)2518-5198
傳真：(02)2518-2098

國家圖書館出版品預行編目資料

黑心牙醫不告訴你的診療真相/斎藤正人作;蔡麗蓉譯.
--初版.-- 臺北市:采實文化,民106.06
面； 公分. --(健康樹系列;88)
譯自:この歯医者がヤバい
ISBN：978-986-94644-1-3（平裝）
1.牙醫 2.醫生道德

429.5　　106004926

廣 告 回 信
台 北 郵 局 登 記 證
台北廣字第03720號
免 貼 郵 票

采實文化 ACME PUBLISHING 采實文化事業股份有限公司

10479台北市中山區建國北路二段92號9樓

采實文化讀者服務部　收

讀者服務專線：（02）2518-5198

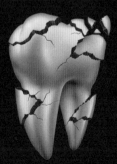

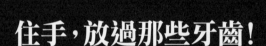

系列專用回函

系列：健康樹系列088
書名：黑心牙醫不告訴你的診療真相

讀者資料（本資料只供出版社內部建檔及寄送必要書訊使用）：

1. 姓名：
2. 性別：☐男 ☐女
3. 出生年月日：民國　　年　　月　　日（年齡：　　歲）
4. 教育程度：☐大學以上 ☐大學 ☐專科 ☐高中（職） ☐國中 ☐國小以下（含國小）
5. 聯絡地址：
6. 聯絡電話：
7. 電子郵件信箱：
8. 是否願意收到出版物相關資料：☐願意 ☐不願意

購書資訊：

1. 您在哪裡購買本書？☐金石堂（含金石堂網路書店） ☐誠品 ☐何嘉仁 ☐博客來
   ☐墊腳石 ☐其他：____________________（請寫書店名稱）
2. 購買本書的日期是？______年______月______日
3. 您從哪裡得到這本書的相關訊息？☐報紙廣告 ☐雜誌 ☐電視 ☐廣播 ☐親朋好友告知
   ☐逛書店看到 ☐別人送的 ☐網路上看到
4. 什麼原因讓你購買本書？☐對主題感興趣 ☐被書名吸引才買的 ☐封面吸引人
   ☐內容好，想買回去試看看 ☐其他：________________________________（請寫原因）
5. 看過書以後，您覺得本書的內容：☐很好 ☐普通 ☐差強人意 ☐應再加強 ☐不夠充實
6. 對這本書的整體包裝設計，您覺得：☐都很好 ☐封面吸引人，但內頁編排有待加強
   ☐封面不夠吸引人，內頁編排很棒 ☐封面和內頁編排都有待加強 ☐封面和內頁編排都很差

寫下您對本書及出版社的建議：

1. 您最喜歡本書的哪一個特點？☐實用簡單 ☐包裝設計 ☐內容充實
2. 您最喜歡本書中的哪一個章節？原因是？

____

____

3. 您最想知道哪些關於健康、生活方面的資訊？

____

____

4. 未來您希望我們出版哪一類型的書籍？

____

____